Anaesthesiology and Resuscitation
Anaesthesiologie und Wiederbelebung
Anesthésiologie et Réanimation

62

W. Dick

Respiratorischer Flüssigkeits- und Wärmeverlust des Säuglings und Kleinkindes bei künstlicher Beatmung

Mit 24 Abbildungen

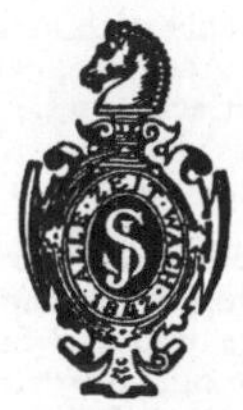

Springer-Verlag Berlin Heidelberg New York 1972

Professor Dr. W. Dick

Abteilung für Anaesthesiologie der Universität Ulm/Donau

ISBN-13:978-3-540-05805-2 e-ISBN-13:978-3-642-65379-7

DOI: 10.1007/978-3-642-65379-7

Vorwort

Die Aufgabe des Respirationstraktes besteht nicht nur im Austausch der Atemgase, ebenso wichtig sind auch seine Leistungen bei der Regulation des Wasser- und Wärmehaushaltes. Normalerweise erfolgt ein erheblicher Teil der Wasser- und Wärmeabgabe über die Atmung, wobei den oberen zuleitenden Luftwegen eine wesentliche Rolle zukommt. Diese Funktion ist gestört, wenn bei künstlicher Beatmung über ein Tracheostoma oder einen Endotrachealtubus kalte und trockene Gasgemische direkt in die Trachea eingeleitet werden. In diesem Falle treten zusätzliche Wasser- und Flüssigkeitsverluste ein, außerdem kommt es zu Austrocknungserscheinungen an den Oberflächen der tieferen Atemwege.

Der Autor hat sich die Aufgabe gestellt, die Flüssigkeits- und Wärmeverluste unter verschiedenen Beatmungsbedingungen quantitativ zu erfassen und in einem zweiten Teil der Untersuchung diejenigen Maßnahmen festzulegen, die für einen adäquaten Ersatz dieser Verluste notwendig sind. Mit Hilfe eines psychrometrischen Verfahrens lassen sich der theoretische Gesamtflüssigkeitsverlust, der reale Flüssigkeitsverlust und als Differenz dieser beiden Größen diejenige Flüssigkeitsmenge erfassen, die während der Expiration in den Luftwegen konserviert wird. Daraus können weiterhin die analogen Werte für die theoretisch und real abgegebenen sowie für dic konservierten Wärmemengen gewonnen werden.

Es zeigt sich, daß ohne zusätzliche Maßnahmen weitgehend unabhängig von dem Beatmungszeitvolumen und dem Gasstrom der reale Flüssigkeitsverlust etwa $^2/_3$ des theoretischen spezifischen Flüssigkeitsverlustes beträgt. Nur $^1/_3$ der exspirierten Flüssigkeit kann also in den Luftwegen konserviert werden. Ein ganz ähnliches Verhältnis zeigt sich für die respiratorischen Calorienverluste. Bei Verwendung eines Wärme-Feuchte-Austauschers im Beatmungssystem ergeben sich bereits wesentlich günstigere Verhältnisse. In diesem Fall betragen die konservierten Anteile immerhin etwa $^2/_3$ der theoretischen spezifischen Flüssigkeits- und Calorienverluste. Ein noch besseres Ergebnis kann durch den Einbau eines Ultraschallverneblers in Verbindung mit einer inspiratorischen Atemgasheizung erzielt werden. Auf Grund zuvor ermittelter Korrelationen zwischen den verschiedenen Beatmungszeitvolumina und den auftretenden Wasserverlusten wird schließlich ein Nomogramm angegeben, aus dem alle relevanten Daten für den optimalen Betrieb dieser Anordnungen entnommen werden können. Damit ist es möglich, Flüssigkeits- und Calorienverluste in jedem Fall adäquat zu ersetzen.

Dem Autor ist es gelungen, sowohl die physiologischen als auch die klinisch-apparativen Aspekte deutlich zu machen, die hinsichtlich der Wärme- und Flüssigkeitsverluste bei künstlicher Beatmung zu beachten sind. Die Untersuchung liefert insbesondere dem Anaesthesisten eine Fülle von Informationen über die Maßnahmen, die zur Erzielung einer ausgeglichenen Wärme- und Flüssigkeitsbilanz notwendig sind.

Mainz, Mai 1972 G. Thews

Inhaltsverzeichnis

I. Einleitung

Vorwärmung und Anfeuchtung der Einatmungsluft in ihrer Bedeutung für die künstliche Beatmung

Unter physiologischen Bedingungen wird die Einatmungsluft in den oberen Luftwegen adäquat vorgewärmt und angefeuchtet. Selbst kühle und trockene Luft erreicht die großen Bronchien und die Alveolen bei 100% Wasserdampfsättigung mit einer Temperatur, die annähernd der Körperkerntemperatur entspricht [3, 4, 7, 10, 12, 22, 23, 30, 39, 67, 68, 75, 83, 84, 103, 106, 108, 127, 130, 134, 164, 165, 166, 171, 181, 189, 190, 220, 222, 228, 239].

Bei der Beatmung über einen Endotrachealtubus oder ein Tracheostoma dagegen werden die physiologischen Funktionen des oberen Respirationstraktes, die eine adäquate Anfeuchtung und Vorwärmung der Inspirationsluft garantieren, weitgehend ausgeschaltet [3, 7, 11, 18, 32, 33, 34, 36, 46, 47, 51, 72, 75, 76, 80, 84, 89, 140, 144, 150, 164, 166, 183, 215, 216, 220].

Während einer Beatmung mit Raumluft nähern sich dabei die Eigenschaften der Inspirationsluft denen der Raumluft (20–25° C bei einer relativen Feuchte zwischen 40 und 60%); so können die respiratorischen Wärme- und Wasserverluste wenigstens teilweise durch exogene Zufuhr ersetzt werden. Wenn jedoch bei der Anaesthesie darüber hinaus noch mit trockenen, kühlen Gasen beatmet wird, ist eine Kompensation der auftretenden Verluste ohne „künstliche" exogene Substitution überhaupt nicht mehr möglich.

Die Ausschaltung der physiologischen Funktionen des oberen Respirationstraktes ohne adäquaten Ersatz führt einerseits zur Austrocknung der Schleimhäute der tiefen Luftwege, zur Beeinträchtigung der Ciliaraktivität, zur stagnierenden oder überschießenden Tracheal- und Bronchialsekretion und Borkenbildung, zu Änderungen in den Eigenschaften des Lungengewebes sowie zu Störungen der Wärme- und Wasserbilanz [2, 6, 11, 13, 14, 26, 27, 29, 36, 40, 43, 45, 48, 57, 58, 60, 63, 72, 74, 85, 87, 91, 95, 99, 105, 110, 121, 136, 142, 144, 148, 149, 153, 154, 160, 166, 172, 174, 175, 176, 180, 187, 188, 192, 193, 194, 201, 220, 208a, 212, 214, 233, 238, 240, 241].

Zu hohe Flüssigkeits- und Wärmemengen in der Inspirationsluft können andererseits Wasserüberladung, Hyperthermie, Hypoxie und

Bronchopneumonie herbeiführen, dies insbesondere im frühen Kindesalter [1, 11, 60, 63, 70, 71, 72, 76, 86, 96, 143, 145, 146, 147, 156, 194, 195].

Einen optimalen Ersatz der physiologischen Funktionen des oberen Respirationstraktes kann daher nur eine Vorwärmung und Anfeuchtung der Einatmungsluft gewährleisten, die an den tatsächlich auftretenden respiratorischen Wasser- und Wärmeverlusten orientiert ist [7, 91, 134].

Die Flüssigkeits- und Wärmeverluste mit der Atmung hängen u. a. ab vom Atemzeitvolumen, von der Temperatur und Feuchte der Ein- und Ausatmungsluft sowie der Temperaturdifferenz zwischen Inspiration und Exspiration. Normalerweise liegt die Temperatur der Exspirationsluft zwischen 30 und 36° C [7, 10, 12, 16, 18, 22, 23, 30, 36, 38, 39, 41, 51, 67, 75, 84, 89, 103, 104, 106, 111, 127, 130, 134, 139, 144, 164, 165, 166, 181, 189, 210, 220, 222, 228, 239], bei endotracheal intubierten und bei tracheotomierten Patienten zwischen 28 und 37° C [7, 18, 30, 32, 36, 41, 67, 75, 80, 84, 106, 144, 164, 165, 215, 220].

Änderungen der Exspirationstemperatur können u.a. durch Änderungen der Atemtiefe und der Atemfrequenz bewirkt werden [2, 10, 21, 36, 39, 67, 83, 89, 106, 130, 134, 149, 159, 164, 220, 222, 228].

Der Erwachsene scheidet bei Mund- oder Nasenatmung – unter verschiedenen Bedingungen gemessen – zwischen 21 und 36 mg Wasser/l Atemzeitvolumen aus. Anaesthesierte Patienten verlieren zwischen 23 und 28 mg/l Atemzeitvolumen [4, 8, 9, 16, 18, 22, 23, 24, 31, 35, 39, 40, 67, 68, 69, 75, 79, 80, 84, 89, 90, 96, 103, 106, 127, 164, 166, 181, 184, 189, 190, 191, 196, 206, 209, 210, 211, 213, 220, 222, 224].

Änderungen des respiratorischen Wasserverlustes können durch Änderungen der Atemtiefe, der Atemfrequenz und der physikalischen Eigenschaften der Ausatmungsluft, durch fieberhafte Erkrankungen, spezielle Medikation, verschiedenartige Narkosesysteme u. a. bedingt sein [2, 10, 16, 21, 32, 34, 36, 40, 41, 51, 63, 69, 76, 83, 97, 104, 134, 170, 186, 190, 208a].

Entscheidend wird der Sättigungsgrad der Exspirationsluft darüber hinaus durch Änderungen der Luftströmung, Stenosen, Krümmungen und die Verzweigungswinkel des Tracheobronchialsystems beeinflußt [32, 66, 67, 75, 84, 106, 108, 134, 164, 166, 189, 221, 228].

Respiratorische Wasser- und Calorienverluste im Kindesalter werden bei den meisten Untersuchungen aus der gesamten perspiratio insensibilis kalkuliert [9, 21, 90, 97, 109, 122, 123, 124, 125, 126, 128, 171, 190, 215]. Die wenigen quantitativen Messungen [18, 19] ergaben bei wachen Kindern unter Spontanatmung Werte zwischen 27,6 und 34,5 mg Wasser/l Atemzeitvolumen.

Im Hinblick auf die künstliche Beatmung des Säuglings und Kleinkindes während der Anaesthesie und im Hinblick auf die Langzeitbeatmung im

Rahmen der pädiatrischen Intensivtherapie war daher die experimentelle Klärung der folgenden Fragen von Interesse:

1. Wie hoch sind die absoluten Flüssigkeits- und Wärmeverluste des Säuglings und Kleinkindes pro 1 Atemzeitvolumen bzw. pro Zeiteinheit bei einer Beatmung im halboffenen System, die sich nach den physiologischen Erfordernissen ausrichtet?
2. Welchen Einfluß haben Änderungen des Beatmungszeitvolumens und des Frischgasstromes bei Nichtrückatemsystemen auf die Parameter der respiratorischen Flüssigkeits- und Wärmebilanz?
3. Welche Flüssigkeits- und Calorienbilanz ergibt sich, wenn in das Beatmungssystem ein Wärme- und Feuchteaustauscher eingeschaltet wird?
4. Welche Veränderungen der gemessenen und berechneten Parameter des respiratorischen Wasser- und Wärmehaushaltes zeigen sich bei annähernd adäquater Anfeuchtung und Vorwärmung des Inspirationsgases mit Hilfe eines Ultraschallverneblers und einer thermostatisch kontrollierten Atemgasheizvorrichtung?

II. Methodik

A. Theoretische Grundlagen

Zur Erfassung des Wasserverlustes mit der Atmung können zwei verschiedene Meßverfahren herangezogen werden [9, 16, 18, 19, 22, 23, 32, 35, 36, 39, 40, 67, 75, 79, 90, 98, 102, 103, 106, 122, 123, 124, 125, 126, 127, 128, 135, 164, 181, 185, 189, 190, 198, 209, 210, 211, 220, 222, 230, 231]:

1. Die Bestimmung des absoluten Wassergehaltes einer Probe Exspirationsluft durch chemische Absorption, Gefrierpunkts- und Taupunktsbestimmung oder Kalkulation des Wasserverlustes aus der Gewichtsabnahme unter Standardbedingungen.
2. Die kontinuierliche Messung der relativen Feuchte und deren Umrechnung in Absolutwerte mit Hilfe der Thermoelementpsychrometrie oder über die Widerstandsänderung eines hygroskopischen Salzes.

Für kontinuierliche Messungen über einen längeren Zeitraum, die den durchschnittlichen Verlust über diesen Zeitraum wiedergeben sollen, eignen sich vorzugsweise Psychrometer [106, 115, 138, 212].

Psychrometer bestehen aus einer thermostabilen Kammer, in die zwei Thermometer eingebracht werden. Beide Thermometer sind unmittelbar der Exspirationsluft ausgesetzt. Dabei wird ein Thermometer trocken, das andere ständig feucht gehalten. Zeigen beide Thermometer bei exakter Eichung gleiche Temperaturen an, so ist das betreffende Gas bei einer definierten Temperatur voll mit Wasserdampf gesättigt. Besteht dagegen ein Sättigungsdefizit, entwickelt sich aufgrund der Verdunstungskälte eine Temperaturdifferenz zwischen dem trockenen und dem feuchten Thermometer durch die Abkühlung des feuchten Thermometers. Bleiben die Anzeigewerte des Psychrometers unter gleichbleibenden Versuchsbedingungen konstant, so sind sie repräsentativ für den Meßzeitraum und darüber hinaus hypothetisch für den Gesamtzeitraum einer künstlichen Beatmung unter gleichbleibenden äußeren Bedingungen. Die Hauptfehlerquellen der Methodik (Abkühlung des Exspirationsgases bis zur Meßstelle und Kondensation von Wasserdampf vor der Meßstelle) [18, 32, 39, 42, 67, 75, 79, 84, 106, 127, 130, 134, 166, 170, 189, 190, 220] lassen sich durch thermostatisch kontrollierte Erwärmung des Exspirationsgases ausschalten. Als Leittemperatur für den Thermostaten ist die exspiratorische Gastemperatur am Ausgang des Endotrachealtubus anzusehen.

In einem Beatmungssystem sind die Gasstromgeschwindigkeiten abhängig von der Dimensionierung eines solchen Systems und den verwendeten Beatmungsfrequenzen und Beatmungsvolumina. Die für das Assmannsche Aspirationspsychrometer angegebenen Windgeschwindigkeiten [107, 113, 114, 115, 210, 211] sind demzufolge auf psychrometrische Untersuchungen beim Menschen, insbesondere beim Säugling und Kleinkind, in einem Beatmungssystem nicht exakt erreichbar. Hohe Beatmungsfrequenzen und hohe Temperatur des Exspirationsgases ergeben andererseits bei der Psychrometrie im Beatmungssystem jedoch trotzdem eine dem Assmanschen Psychrometer hinlänglich angenäherte Anzeigegenauigkeit.

Aus der Differenz der beiden Psychrometerthermometer läßt sich nun der absolute Wassergehalt/m³ Luft oder Gas bzw./ l Luft oder Gas berechnen [116]:

$$p_d = p_{TF} - 0{,}0008\ b\ (T_T - T_F). \qquad (1)$$

p_d = Wasserdampfspannung des Exspirationsgases (Torr).
p_{TF} = Sättigungsdruck des Wasserdampfs bei der Temperatur $_{TF}$ (Torr).
b = Barometerstand in Torr.
T_T = Temperatur des trockenen Thermometers.
T_F = Temperatur des feuchten Thermometers.

Die zur Temperatur T_F gehörende Wasserdampfspannung kann aus Tabellen [114] entnommen werden. Ist aus der angegebenen Gleichung (1) die Wasserdampfspannung des Exspirationsgases errechnet, kann die zugehörige Wasserdampfdichte in g/m³ Exspirationsgas direkt abgelesen [114] und in g oder mg/l Atemzeitvolumen umgerechnet werden. Die so gemessene Wassermenge entspricht dem realen respiratorischen Flüssigkeitsverlust pro l Atemzeitvolumen oder pro Minute, wenn während der Inspiration keine Flüssigkeit zugeführt wird.

Auf dem Wege von der Lunge zur Atmosphäre kühlt die Ausatemluft ab. Mit dieser Abkühlung ist die Kondensation einer bestimmten Menge Wasserdampfes im oberen Respirationstrakt verbunden, die dem Organismus dann bei der nächsten Inspiration wieder zur Verfügung steht. Da die kondensierte Wasserdampfmenge größer als die durch den Temperaturabfall freiwerdende Wassermenge ist, ist das Exspirationsgas nicht voll mit Wasserdampf gesättigt. Es kann angenommen werden, daß die Exspirationsluft die Lungen bei Körpertemperatur und voller Wasserdampfsättigung verläßt [10, 12, 35, 55, 104, 130, 139, 149, 181]. Würde sich die Exspirationsluft bis zur Atmosphäre hin nicht abkühlen und auch durch

„Turbulenzkondensation“ kein Wasser zurückgehalten, so ginge dem Organismus mit jedem Atemzug eine Wassermenge verloren, die dem Produkt aus Atemvolumen und Wassergehalt bei Körpertemperatur und voller Wasserdampfsättigung entspricht (theoretischer respiratorischer Wasserverlust C_S).

Während der Anaesthesie ist das Inspirationsgas (Sauerstoff und Stickoxydul) vollkommen trocken. In einem Nichtrückatemsystem ist daher die bei der Ausatmung gemessene Wassermenge (C_V) identisch mit dem tatsächlich auftretenden Wasserverlust. Die Differenz zwischen C_S und C_V ist folglich diejenige Wassermenge, die während der Exspiration in den Luftwegen konserviert wird (C_K).

In Verbindung mit der Ausscheidung von Wasser über die Atmung geht mit jedem Atemzug ein definierter Anteil Wärme verloren.

Diese Wärmemenge (Q_V, cal/l) setzt sich zusammen aus:

1. der Verdampfungswärme für die ausgeschiedene Wassermenge C_V,
2. der Wärmemenge, die zur Erwärmung des Wassers von der Temperatur des Inspirationsgases (T_I) bis zur Temperatur des Exspirationsgases (T_E) verbraucht wird,
3. der Wärmemenge, die zur Erwärmung des Inspirationsgases von der Temperatur T_I bis zur Temperatur T_E erforderlich ist.

$$Q_V = C_V \cdot r + c\,(T_E - T_I) + c_p\,(T_E - T_I) \tag{2}$$

In Analogie zu den vorher angestellten Überlegungen über die Höhe des theoretisch ausscheidbaren Wassers mit der Atmung (C_S) läßt sich die theoretisch ausscheidbare respiratorische Wärmemenge Q_T errechnen.

$$Q_T = C_S \cdot r + c\,(T_{Br} - T_I) + c_p\,(T_{Br} - T_I). \tag{3}$$

Dabei sind:

C_V = Masse des ausgeschiedenen Wassers in g.
C_S = Masse des theoretisch ausscheidbaren Wassers in g.
r = Verdampfungswärme des Wassers zwischen 24 und 37° C in cal/g.
c = mittlere spezifische Wärme des Wassers zwischen 24 und 37°C in cal/g.
c_p = spezifische Wärme des Exspirationsgases (cal/g).
T_{Br} = Temperatur des Exspirationsgases in der Lunge (entspricht annähernd der Oesophagustemperatur in ° C) [10, 12, 35, 55, 104, 130, 139, 149, 181].

Die Verdampfungswärme des Wassers in verschiedenen Temperaturbereichen errechnet sich nach der Formel von CLAUSIUS (zit, nach GOODALE [74]) zu:

$$r = 607 - (0{,}708 - \text{Verdampfungstemperatur}). \tag{4}$$

Sie liegt für einen mittleren exspiratorischen Temperaturbereich um 32° C bei 584,3 cal/g Wasser.

Die Differenz Q_T–Q_V entspricht wiederum der Wärmemenge, die auf dem Wege zwischen der Lunge und der Atmosphäre konserviert worden ist (Q_K).

Der Hauptanteil des respiratorischen Wärmeverlustes entfällt auf die Verdampfungswärme für Wasser, der übrige Anteil auf die Wärmemenge, die zur Aufwärmung des Wassers und der Inspirationsluft verbraucht wird. Die konservierte Wärmemenge Q_K steht als latente Verdampfungswärme während der nächsten Inspiration zur Verdampfung des Wassers zur Verfügung.

Aufgrund dieser theoretischen Überlegungen ist es möglich, Veränderungen des gemessenen Wasser- und Calorienverlustes den Veränderungen der berechneten konservierten Wasser- und Wärmemengen gegenüberzustellen und die ausgeschiedenen bzw. konservierten Mengen in Prozent des theoretischen Wasser- und Calorienverlustes auszudrücken.

B. Versuchsanordnung

Ein- und Ausatmung wurden durch ein Nichtrückatemventil (V) [65] getrennt. Dieses Ventil ist so konstruiert, daß die Ventilflächen nur bei intermittierender Überdruckbeatmung exakt schließen.

Ventilsysteme, die Inspirations- und Exspirationsgas exakt voneinander trennen sollen, müssen absolut dicht schließen und dürfen keine Rückatmungsvolumina aufweisen. Von allen zur Anaesthesie gebräuchlichen Nichtrückatemventilen ist das von uns verwendete Ventil am zuverlässigsten [65, 129], da es einen niedrigen exspiratorischen Widerstand besitzt und bei exakter Funktion keine Rückatmung zuläßt. Eine mögliche Wasserdampfkondensation an Unebenheiten der Wandflächen des Ventils wird durch Silikonisierung verhindert.

Der Inspirationsschenkel des Ventils wurde nun mit dem Beatmungssystem verbunden, der Exspirationsteil führte zu einer Plastikröhre (Länge 90 mm, Durchmesser 8,5 mm), in die zwei Thermoelementsonden frei hängend eingebracht wurden (Psychrometer, PS). Das eine Thermometer blieb während der Versuchsdauer trocken, das andere wurde ständig mittels eines Gazestreifens feucht gehalten.

Um den realen Feuchtigkeitsverlust bei der Exspirationstemperatur T_E messen zu können, mußte die Temperatur des Exspirationsgases (T_E) vom Ausgang des Endotrachealtubus bis zum Psychrometer mit Hilfe eines thermostatisch kontrollierten Wasserumwälzsystems konstant gehalten werden. Gleichzeitig wurde dadurch die Kondensation von Wasserdampf verhindert.

Die Temperaturen des Ein- (T_I) und Ausatemgases (T_E) wurden über Thermoelementsonden gemessen, die vor der Inspirationsöffnung des Nichtrückatemventils bzw. im Endotrachealtubus mundnahe und freihändigend installiert waren. Die Temperatur des Exspirationsgases im Bronchialbaum wurde über eine bis zur Spitze abgeschirmte Thermoelementsonde mit einem Durchmesser von 0,8 mm registriert (Abb. 1 und Abb. 2).

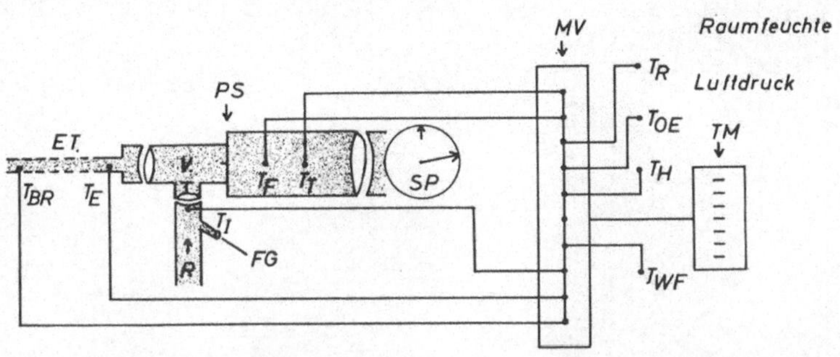

Abb. 1. Versuchsanordnung (Gruppen I–V, VI, VIII)
T_{BR} = Endobronchiale Exspirationstemperatur, T_E = Exspir. Gastemperatur, T_I = Inspirat. Gastemperatur, T_F = Feuchttemperatur, T_T = Trockentemperatur, T_R = Raumtemperatur, T_{OE} = Oesophagustemperatur, T_H = Hauttemperatur.
V = Ventil, PS = Psychrometer, FG = Frischgaszufuhr, SP = Spirometer, MV = Verteiler, TM = Anzeigegerät, ET = Endotrachealtubus.
R → = vom Respirator, ·— = Meßstelle

Bei Messungen in Röhrensystemen (Respirationstrakt) muß der Kontakt der Thermofühler mit der Wand des Röhrensystems verhindert werden, damit die Meßfühler direkt dem Gasstrom ausgesetzt sind [39, 42, 106, 107, 108]. Die Thermofühler können durch Wachs [220] oder Plastikmaterial [221] geschützt werden. In unseren Untersuchungen wurde während der Messung der exspiratorischen endobronchialen Gastemperaturen der Thermofühler über die Spitze hinaus mit einem perforierten Plastikkatheter umhüllt, so daß der Thermofühler ausschließlich dem exspiratorischen Gasstrom ausgesetzt war und so die registrierten Werte im Bereich des og. Meßfehlers als Realwerte angesehen werden können.

Zur Messung der Temperatur eines Luft- oder Gasstromes eignen sich Quecksilberthermometer nur bedingt. Sie können dann gebraucht werden, wenn die mittlere Temperatur eines Gases bei einem konstanten Gasstrom, nicht aber, wenn die Temperatur eines schnell wechselnden Gas- oder Luftstromes ermittelt werden soll [23, 37, 38, 42, 52, 75, 86, 106, 107, 111,

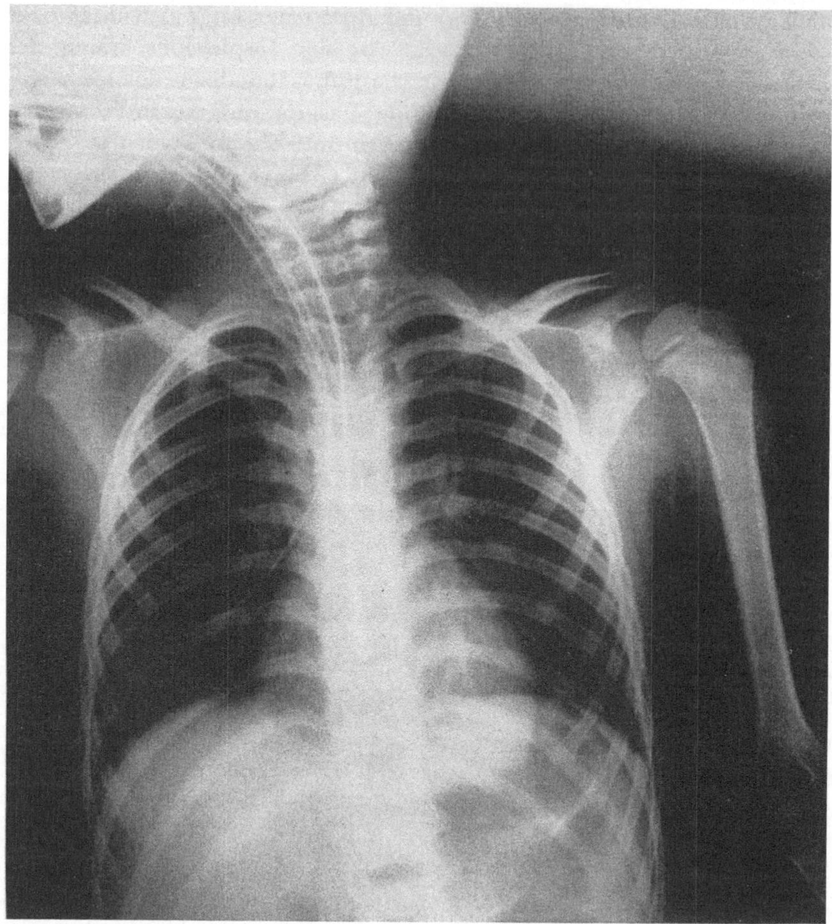

Abb. 2. Röntgenaufnahme des Thorax zur Veranschaulichung der Position des Endobronchial- und Oesophagusthermometers

127, 130, 164, 189, 197, 210, 211, 220, 221, 228, 229, 232]. Für solche Messungen zieht man Thermoelementsonden aufgrund ihrer höheren Wärmekapazität vor. Die Meßgenauigkeit ($\pm$ 0,05°) und die Anzeigeverzögerung (63 % $<$ 0,1 sec) (pers. Mitteilung des Herstellerwerkes) der von uns verwendeten Thermoelemente entspricht den allgemeinen Anforderungen an Thermoelemente zur Temperaturmessung schnell wechselnder Gasströme [221, 228].

Die Thermoelemente des Psychrometers wurden frei hängend angebracht und waren damit ausschließlich dem exspiratorischen Gasstrom ausgesetzt. Ihre Anzeigegenauigkeit weicht im trockenen und feuchten Milieu von den theoretisch kalkulierbaren Werten nur unwesentlich ab [106, 221].

Raumtemperatur (T_R), Ösophagustemperatur (T_{OE}) und Hauttemperatur (T_H) wurden ebenfalls über Thermoelementsonden gemessen, die Raumfeuchte wurde an einem Haarhygrometer abgelesen. Alle Thermometer waren über eine Verteilerbrücke (MV) mit einem Lichtstrichgalvanometer (TM) (Anzeigegenauigkeit $\pm$ 0,1° C) verbunden. Die Empfindlichkeit der Thermoelementsonden wurde bei verschiedenen Gasströmen und bei verschiedener relativer Feuchte des Gases (50 und 100 %) überprüft und mit den entsprechenden Werten eines Beckmannthermometers verglichen. In einem Gasstrombereich zwischen 1 und 4 l/min trat eine Abweichung um $\pm$ 0,05° C auf, über 4 l/min stimmten die Werte der Thermoelementsonden exakt mit denen der Beckmannthermometer überein. Die Anzeigegenauigkeit wurde durch verschiedengradige Befeuchtung des Gases nicht beeinflußt. Alle Thermoelementsonden wurden vor jeder Messung auf gleiche Anzeige überprüft.

Die Beatmungsvolumina wurden mit einem Wright-Respirometer fortlaufend gemessen. Sie wurden zudem auf 32° C und 760 mmHg korrigiert [113].

Die Messung eines Gasvolumens mit Hilfe eines Spirometers (Wright), das auf dem Anemometerprinzip beruht, beinhaltet in Abhängigkeit von Atemfrequenz und Atemminutenvolumen einen Anzeigefehler von —10 % bis +2 % bei Atemfrequenzen zwischen 25 und 50/min und Atemzeitvolumina zwischen 1,15 und 6 l/min [28, 234, 236]. Dieser Fehler wirkt sich lediglich in der Berechnung der Wasser- und Wärmeverluste/Zeiteinheit, nicht aber bei der Messung der spezifischen respiratorischen Verluste aus. Der Fehler wurde als individueller Korrekturfaktor in die Berechnung des Beatmungszeitvolumens und damit die Berechnung der Verluste/Zeiteinheit einbezogen.

Untersuchungen zur Bestimmung der perspiratio insensibilis oder der respiratorischen Wasser- und Wärmeverluste müssen unter Standardbedingungen (Raumtemperatur 18,5–25° C, Raumfeuchte 25–65 %, in Ruhe ohne Muskelaktivität und bei konstanter Rectaltemperatur) [123] durchgeführt werden. Diese Anforderungen wurden in den vorliegenden Untersuchungen erfüllt.

Die spezifische Wärme für ein Sauerstoff-Stickoxydul-Gemisch mit 33,33 % Sauerstoff und 66,67 % Stickoxydul wurde in cal/l umgerechnet.

Es wurde vorausgesetzt, daß Ein- und Ausatemvolumina gleich groß sind. Da unter Berücksichtigung eines respiratorischen Quotienten von durchschnittlich 0,85 ein um etwa 0,6% reduziertes Exspirationsvolumen resultiert [222], ist diese Voraussetzung nicht ganz gerechtfertigt. Die Differenz wurde jedoch vernachlässigt.

C. Versuchspersonen

Die Untersuchungen wurden an 50 Säuglingen und Kleinkindern durchgeführt.

Alle Kinder waren bis auf das chirurgische Grundleiden (Leistenbruch, Phimose, Kryptorchismus) gesund. Den Versuchen ging eine 10- bis 12stündige Nahrungs- und Flüssigkeitskarenz voraus.

Tabelle 1.

Geschlecht	m 38	w 12
Alter	20,83 Monate	± 11,66
Gewicht	11,60 kg	± 3,20
Größe	86,05 cm	± 13,74
Oberfläche[a]	0,52 m^2	± 0,13

[a] Die Körperoberfläche wurde aus Größe und Gewicht nach Nomogrammen bestimmt [208]

Die Untersuchungen wurden in insgesamt 9 Gruppen durchgeführt:

Gruppe I: Zur Ermittlung des normalen respiratorischen Wasser- und Wärmeverlustes wurden 40 Säuglinge und Kleinkinder herangezogen. Sie wurden mit einem mittleren Volumen von (4,4 ± 0,53) l/m^2 Körperoberfläche und Minute beatmet. Damit war eine ausreichende alveoläre Ventilation gesichert [5, 15, 17, 20, 25, 44, 49, 50, 54, 56, 59, 62, 77, 78, 81, 93, 94, 120, 133, 151, 155, 157, 158, 159, 161, 162, 163, 167, 168, 169, 177, 178, 179, 182, 200, 205, 227, 235].

Gruppe II: 25 Säuglinge und Kleinkinder der Gruppe I wurden als Vergleichsgruppe für die Gruppen III–V ausgewählt. Die Untersuchungen in diesen Gruppen wurden an den gleichen Kindern wie in Gruppe II vorgenommen.

Gruppe III: Bei den Säuglingen und Kleinkindern der Gruppe II wurde der Frischgasstrom bei gleichbleibendem Beatmungszeitvolumen (4,37 l/m^2/min) von 6 auf 12 l/min erhöht.

Gruppe IV: Anschließend wurden dieselben Kinder mit einem Beatmungszeitvolumen von 8,53 ± 1,37 l/m^2/min bei einem Frischgasstrom von 6 l/min beatmet.

Gruppe V: Bei annähernd gleichem Beatmungszeitvolumen (8,64 ± 1,37 l/m^2/min) wurde der Gasstrom von 6 auf 12 l/min erhöht.

Gruppe VI: 10 Säuglinge und Kleinkinder der Gruppe I wurden als Vergleichsgruppe zu Gruppe VII herangezogen.

Gruppe VII: Dieselben Kinder wurden in einer 2. Versuchsphase über einen Wärme- und Feuchteaustauscher mit annähernd gleichbleibendem Beatmungszeitvolumen (4,56 ± 0,35 $l/min^2/min$) beatmet.

Gruppe VIII: 10 Kinder der Gruppe I wurden als Vergleichsgruppe für die Gruppe IX ausgewählt.

Gruppe IX: 10 Säuglinge und Kleinkinder gleichen Alters, Gewichts und Größe wurden mit einem Beatmungszeitvolumen von 4,37 ± 0,33 $l/m^2/min$ über einen Ultraschallvernebler und eine Atemgasheizvorrichtung beatmet.

D. Meßgrößen

Die folgenden Meßgrößen wurden ausgewertet:

1. Beatmungszeitvolumen l/min
2. Raumtemperatur °C
3. Raumfeuchte % relative Feuchte
4. Inspiratorische Gastemperatur T_I °C
5. Exspiratorische Gastemperatur T_E °C
6. Temperatur des Wärme- und Feuchteaustauschers T_{WF} °C
7. Endobronchiale exspiratorische Gastemperatur T_{Br} °C
8. Temperatur des feuchten Thermometers T_F °C
9. Temperatur des trockenen Thermometers T_T °C
10. Ösophagustemperatur T_{OE} °C
11. Hauttemperatur T_H °C

Folgende Werte wurden unter Zuhilfenahme der Meßgrößen berechnet (s. II. A):

12. Respiratorischer Wasserverlust C_V g/l bzw. /min
13. Theoretisch ausscheidbare respiratorische Wassermenge C_S g/l bzw. /min
14. Konservierte respiratorische Wassermenge C_K g/l bzw. /min
15. Exspiratorische Wasserdampfsättigung %
16. Theoretisch eliminierbare respiratorische Wärmemenge Q_T cal/l bzw. /min
17. Wärmeverlust Q_V cal/l bzw. /min
18. Konservierte respiratorische Wärmemenge Q_K cal/l bzw. /min.

E. Verwendete Geräte

1. Wärme-Feuchte-Austauscher (Abb. 3a u. 3b). Der bei den Untersuchungen (Gruppe VII) ins Narkosesystem eingeschaltete Wärme- und Feuchteaustauscher (WFA) besteht aus einem Metallgehäuse, in das 15 feinmaschige Drahtgitter eingelassen sind. Die warme, feuchte Exspirationsluft passiert während der Ausatmung dieses Drahtgitternetz, das relativ kälter ist. Dabei erwärmt sich das Netz und behält Kondenswasser zurück, während sich die Exspirationsluft abkühlt und sich ihr Sättigungsgrad vermindert. Bei der nächsten Einatmung wird das kalte und trockene Inspirationsgas wiederum über das Drahtgitternetz geführt und konsumiert dabei dessen Wärme und Feuchte. Durch diesen Wirkungsmechanismus ersetzt der Wärme-Feuchte-Austauscher bei niedriger Gastemperatur und 40–50% relativer Feuchte weitgehend die Funktionen des oberen Respirationstraktes [7, 31, 98, 100, 112, 136, 215, 216, 217].

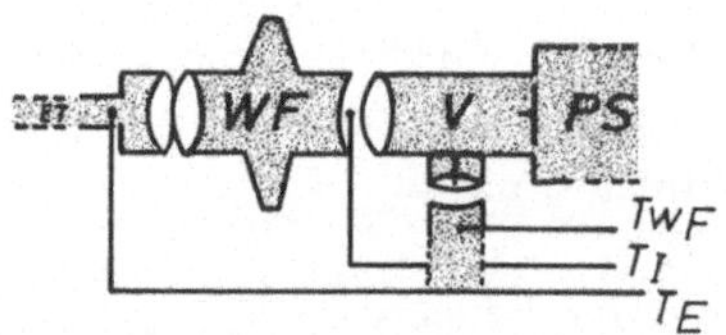

Abb. 3a. Versuchsanordnung (Gruppe VII)
WF = Wärme-Feuchte-Austauscher, T_{WF} = Temperatur des Wärme-Feuchte-Austauschers.
Die übrige Versuchsanordnung entspricht Abb. 1

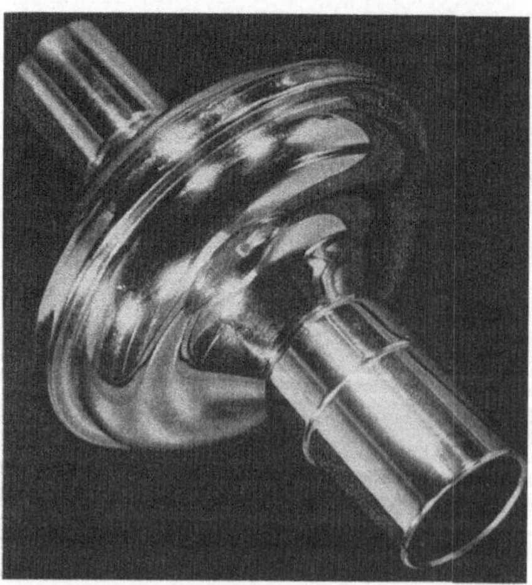

Abb. 3b. Wärme-Feuchte-Austauscher

Bis zu 60% der exspiratorischen Wärme und Feuchte dagegen können während der Anaesthesie zurückgehalten werden [136].

2. Ultraschallvernebler und inspiratorische Atemgasheizung (Abb. 4). Der zur kontrollierten Befeuchtung des Einatmungsgases verwendete Ultraschallvernebler (USV) [96] besteht aus einem Plexiglasbehälter, der in ein Metallgehäuse eingelassen ist. Am Boden des Behälters befindet sich der Generatorkopf. Über eine Tropfpipette wird dem Generatorkopf die zu verdampfende Flüssigkeit zugeführt. Um eine exakte Dosierung der zugeführten Wasserdampfmenge für die vorliegenden Untersuchungen zu ermöglichen, mußte diese Tropfpipette geändert werden. Dazu wurde in die Originalpipette ein Mikrotropfsystem eingebaut, das 60 Tropfen/ml Wasser zuließ. Mit Hilfe dieses Mikrotropfsystems konnte eine exakte Wassermenge (0,0167 g/Tropfen) zugeführt werden, da jeder Tropfen vollständig verdampft wird [96] und bei unseren Untersuchungen eine Kondensation von Wasserdampf im Inspirationsschenkel des Systems durch die Vorwärmung des Inspirationsgases verhindert wurde.

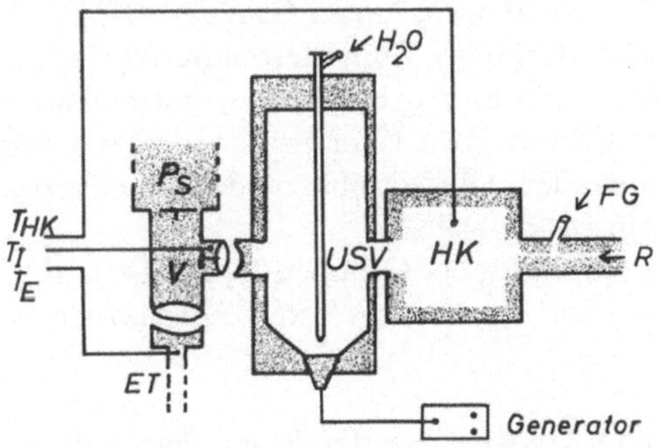

Abb. 4. Versuchsanordnung (Gruppe IX)
T_{HK} = Temperatur der Heizkammer HK, T_I = Inspiratorische Gastemperatur, T_E = Exspiratorische Gastemperatur, USV = Ultraschallvernebler, FG = Frischgaszufuhr, R = vom Respirator, ET = Endotrachealtubus.
Die übrige Versuchsanordnung entspricht Abb. 1

70 % der zugeführten Wasserpartikel besitzen eine Größe zwischen 0,8 und 1 μ und werden in den Bronchiolen und Alveolen deponiert [71, 96, 173]. Der Ultraschallvernebler wurde so in das Beatmungssystem eingebaut, daß das bereits vorgeheizte Gas durch die Kammer des Verneblers geführt wurde. Die Heizvorrichtung selbst bestand aus einer Plexiglasröhre, die innen und außen dicht mit einem Plastikschlauchsystem umwickelt war. Das Atemgas passierte das Lumen der Röhre und konnte dabei mit Hilfe eines thermostatisch regulierten Wasserumwälzsystems beliebig vorgewärmt

werden. Die mittlere Temperatur des Inspirationsgases (gemessen vor Eintritt in das Nichtrückatemventil) betrug 32° C. Der Wasserdampfgehalt der Einatemluft wurde bei dieser Anordnung im Modellversuch überprüft und stimmte mit den theoretischen Berechnungen exakt überein (0,033 g Wasser/l Atemzeitvolumen).

F. Versuchsdurchführung

Zur Prämedikation erhielten alle Kinder 0,015 mg Atropin/kg und 3 mg Nembutal/kg Körpergewicht. Auf die respiratorische Wasser- und Wärmebilanz hat diese Atropindosis keinen Einfluß [34]. Die Anaesthesie wurde mit Sauerstoff-Stickoxydul-Halothan eingeleitet. Nach intramuskulärer oder intravenöser Applikation von Succinylcholin erfolgte die endotracheale Intubation mit einem Tubus, der die Trachea dicht abschloß. Die Untersuchungen wurden unter kontrollierter Beatmung mit Sauerstoff-Stickoxydul und einem Muskelrelaxans durchgeführt. Der Meßzeitraum zur Ermittlung der Einzelwerte lag in den Gruppen I, II, VI, VII, VIII und IX bei 40 min (Ablesung nach 20 und 40 min), in den Gruppen III, IV und V bei 20 min (Ablesung nach 10 und 20 min). Zum Meßzeitpunkt war in allen Versuchen kein systematischer Gang in den Meßwerten feststellbar.

Umgebungstemperatur sowie Ösophagus- und Hauttemperatur konnten konstant gehalten werden. Die Mittelwerte der Einzelversuche entsprechen damit einem echten steady state.

Die vier Versuchsphasen der Gruppen II, III, IV und V wurden jeweils im Wechsel nach einer zuvor ausgelosten Reihenfolge vorgenommen.

G. Statistische Auswertung der Versuchsergebnisse [53, 119]

In einer Gesamtzahl von 50 Versuchspersonen lagen bei einer Aufteilung in 9 Gruppen 10 direkt gemessene, 5 daraus direkt abgeleitete und 8 indirekt abgeleitete Größen vor.

Die insgesamt 2600 Einzeldaten wurden teilweise auf Lochkarten übertragen. Die statistische Berechnung führte das Institut für Medizinische Statistik und Dokumentation (Direktor: Prof. Dr. Dr. S. Koller) durch.

1. Mittelwerte, Standardabweichung und Vertrauensbereich der Mittelwerte. Für die Untersuchungsgrößen aller Gruppen wurden die Mittelwerte ($\bar{x}$) nach der Formel

$$\bar{x} = \frac{1}{n} \sum_{i=1}^{n} x_i \tag{5}$$

und die Standardabweichung der Mittelwerte (s_x) nach der Formel

$$s_x = \frac{1}{\sqrt{n-1}} \sqrt{\sum_{i=1}^{n} (x_i - \bar{x})^2} \tag{6}$$

berechnet. Der Vertrauensbereich eines Mittelwertes ist der Bereich, in dem in 99 von 100 Fällen ($t = 0{,}01$) der Mittelwert der Grundgesamtheit liegt. Er errechnet sich nach der Formel:

$$\mathrm{Mo} - u = \bar{x} \pm t_{0{,}01} \cdot s\bar{x}, \tag{7}$$

wobei der Standardfehler des Mittelwertes ($s_{\bar{x}}$)

$$\frac{s_x}{\sqrt{n}} \tag{8}$$

ist.

Die Konstante $t_{0{,}01}$ wird mit $n-2$ Freiheitsgraden aus einer t-Tabelle entnommen [53].

Die Berechnung des Konfidenzbereiches erfolgte für die zu den Korrelationsberechnungen herangezogenen Größen der Gruppe I.

2. Korrelationen. Durch Streuungsdiagramme und die Errechnung des Korrelationskoeffizienten (r) wurde ein möglicher Zusammenhang zwischen verschiedenen Untersuchungsgrößen geprüft. Der Korrelationskoeffizient (r) ist ein Maß für den Grad des Zusammenhanges zwischen Zahlenreihen und wird nach der Formel

$$r_{xy} = \frac{s_{xy}}{\sqrt{s_{xx} \cdot s_{xy}}} \tag{9}$$

berechnet, wobei

$$s_{xy} = \sum_{i=1}^{n} (x_i - \bar{x})(y_i - \bar{y}), \tag{10}$$

$$s_{xx} = \sum x^2 - \frac{(\Sigma x)^2}{n}, \tag{11}$$

$$s_{yy} = \sum y^2 - \frac{(\Sigma y)^2}{n} \tag{12}$$

sind. Die Signifikanz des Korrelationskoeffizienten wurde nach

$$r = \sqrt{\frac{t^2}{t^2 + (n-2)}} \tag{13}$$

für $p \leqslant 0{,}01$ gesichert.

3. t-Test mit verbundenen Stichproben. Die Meßgrößen der Gruppen II–V sowie VI und VII wurden an den gleichen Versuchspersonen ermittelt. Damit lagen verbundene Stichproben vor. Die Mittelwerte der untersuchten Größen wurden daher in den obengenannten Gruppen nach dem *t*-Test mit verbundenen Stichproben verglichen. Dazu sind folgende Rechnungen erforderlich:

Mittelwert der Differenzen ($\bar{d}$)

$$\bar{d} = \frac{1}{n} \sum_{i=1}^{n} d_i. \tag{14}$$

Der Standardfehler des Mittelwertes der Differenzen

$$s_{\bar{d}} = \frac{s_d}{\sqrt{n}}. \tag{15}$$

wobei

$$s_d = \sqrt{\frac{s_{dd}}{n-1}} \tag{16}$$

und

$$s_{dd} = \sum_{i=1}^{n} (di - \bar{d})^2 \tag{17}$$

sind.

Die Sicherheit der Reihenunterschiede wird nach

$$t = \frac{\bar{d}}{s_{\bar{d}}} \tag{18}$$

geprüft.

In *t*-Tabellen sind für jeden Freiheitsgrad ($n-1$) die entsprechenden Irrtumswahrscheinlichkeiten ablesbar [53]. Die Nullhypothese kann abgelehnt werden, wenn die Irrtumswahrscheinlichkeit gleich oder kleiner als 1% ($p \leqslant 0{,}01$ = signifikante Differenz) oder 5% ($p \leqslant 0{,}05$ = auffällige Differenz) ist. Auffällige Differenzen sind in den Tabellen einfach, signifikante Differenzen doppelt unterstrichen.

4. t-Test mit unverbundenen Stichproben. In den Gruppen VIII und IX wurden die Untersuchungen an verschiedenen Versuchspersonen vorgenommen. Daher wird hier für den Vergleich der Mittelwerte zwischen den beiden Gruppen der *t*-Test mit unverbundenen Stichproben verwendet [119].

Die Standardabweichung (s) aus den Abweichungen der Einzelwerte von den beiden Mittelwerten wird nach Koller [119] geschätzt nach:

$$s = \frac{s_{x_1x_1} + s_{x_2x_2}}{n_1 + (n_2 - 2)}. \tag{19}$$

Der Standardfehler der Differenzen der Mittelwerte ist dann:

$$s_{\mathrm{Diff}} = s \sqrt{\frac{1}{n_1} + \frac{1}{n_2}}. \tag{20}$$

Der t-Wert ergibt sich aus:

$$t = \frac{\bar{x}_2 - \bar{x}_1}{\sqrt{s_{\text{Diff.}}}}. \tag{21}$$

x_1 ist der Mittelwert der Kontrollgruppe (Gruppe VIII), x_2 ist der Mittelwert der zu vergleichenden Gruppe IX.

Die Irrtumswahrscheinlichkeit ergibt sich aus einer t-Tabelle mit $n_1 + n_2 - 2$ Freiheitsgraden [53]. Signifikante Differenzen sind doppelt, auffällige Differenzen einfach unterstrichen.

III. Ergebnisse und Diskussion

A.1 Respiratorische Flüssigkeits- und Wärmeverluste während künstlicher Beatmung

An 10 Säuglingen und Kleinkindern wurde die Ösophagustemperatur simultan mit der endobronchialen exspiratorischen Gastemperatur gemessen (Abb. 2). Dabei ergab sich eine durchschnittliche Differenz von 0,04° C zwischen beiden Temperaturwerten (Tab. 6a).

40 Säuglinge und Kleinkinder wurden mit einem Beatmungszeitvolumen von 4,44 (± 0,53) l/m²/min kontrolliert beatmet (Tab. 2a und b). Dabei wurde ein respiratorischer Wasserverlust von 0,0286 g/l Atemzeitvolumen ermittelt, der einem Verlust von 0,0663 g Wasser/min entspricht. Bei einer mittleren Temperatur des Exspirationsgases von 31,57° C ist diese Wassermenge identisch mit einer Wasserdampfsättigung von 86,79 %.

Um die Verdampfung und Vorwärmung der gemessenen Wassermenge sowie die Anwärmung des Inspirationsgases von 24,96 auf 31,57° C zu erreichen, war eine Wärmemenge von 45,68 cal/min bzw. 19,63 cal/l Atemzeitvolumen erforderlich.

Bei einer Ösophagustemperatur von 37,07 (± 0,58) ° C und einer Wasserdampfsättigung von 100 % wurde ein theoretischer respiratorischer Wasserverlust von 0,1022 g/min bzw. 0,0445 g/l Atemzeitvolumen errechnet.

Die Differenz zwischen theoretisch ausscheidbarer Wassermenge und dem tatsächlich gemessenen Verlust (konservierte Wassermenge) betrug 0,0360 g/min bzw. 0,016 g/l Atemzeitvolumen entsprechend 35,81 % des theoretischen respiratorischen Wasserverlustes.

Die theoretisch eliminierbare Wärmemenge errechnete sich dabei zu 71,66 cal/min bzw. 31,15 cal/l Atemzeitvolumen. Aus der Differenz zwischen theoretischem und realem Calorienverlust ergab sich eine konservierte Calorienmenge von 26,00 cal/min bzw. 11,50 cal/l Atemzeitvolumen, entsprechend 36,98 % des theoretischen respiratorischen Calorienverlustes.

Inspiratorische Gastemperatur, Raumtemperatur und Raumfeuchte sowie Ösophagus- und Hauttemperatur blieben während der Versuchsdauer konstant.

Tabelle 2a. Erläuterungen siehe Tabelle 2b

Versuchsgruppe I

$n = 40$		$\bar{x}$	K	s_x
Beatmungsvolumen	l/min	2,30	2,04 2,57	± 0,61
Beatmungsvolumen	l/m²	4,44	—	± 0,53
Raumtemperatur	° C	22,79	21,91 23,67	± 2,05
Raumfeuchte	%	64,77	—	±10,80
Inspir. Gastemperatur	° C	24,96	24,36 25,56	± 1,40
Exspir. Gastemperatur	° C	31,57	—	± 0,95
Oesophagustemperatur	° C	37,07	36,82 37,32	± 0,58
Hauttemperatur	° C	35,98	35,64 36,12	± 0,79
Theoret. Wasserverlust/min	g	0,1022		± 0,0264
Theoret. Wasserverlust/l AZV	g	0,0445		± 0,0016
Realer Wasserverlust/min	g	0,0663	0,0578 0,0747	± 0,0196
Realer Wasserverlust/l AZV	g	0,0286		± 0,0022
Konserv. Wasser/min	g	0,0360		± 0,0081
Konserv. Wasser/l AZV	g	0,0160		± 0,0023
Exspir. Sättigung	%	86,79		± 5,23
Wasserverlust	%	64,19		
Konserv. Wasser	%	35,81		
Theoret. Calorienverlust/min	cal	71,66		±18,56
Theoret. Calorienverlust/l AZV	cal	31,15		± 1,21
Realer Calorienverlust/min	cal	45,68	38,87 51,48	±13,55
Realer Calorienverlust/l AZV	cal	19,63		± 1,54

Tabelle 2b. Meß- und Berechnungsgrößen der Gruppe I

Versuchsgruppe I

$n = 40$		$\bar{x}$	s_x
Konserv. Calorien/min	cal	26,00	± 5,91
Konserv. Calorien/l AZV	cal	11,50	± 1,53
Calorienverlust	%	63,02	
Konserv. Calorien	%	36,98	

$\bar{x}$ = Mittelwert.
K = Konfidenzbereich des Mittelwertes.
s_x = Standardabweichung des Mittelwertes.

A.2 Korrelation der respiratorischen Flüssigkeits- und Wärmeverluste zu ausgewählten Größen

Die respiratorischen Flüssigkeits- und Wärmeverluste/min werden zum Beatmungszeitvolumen, zur Körpergröße, dem Alter, dem Gewicht und der errechneten Körperoberfläche korreliert.

Sowohl für den Wasser- als auch den Calorienverlust ergab sich die beste Korrelation mit dem Beatmungszeitvolumen ($r = 0{,}97$) (Abb. 5 und 6).

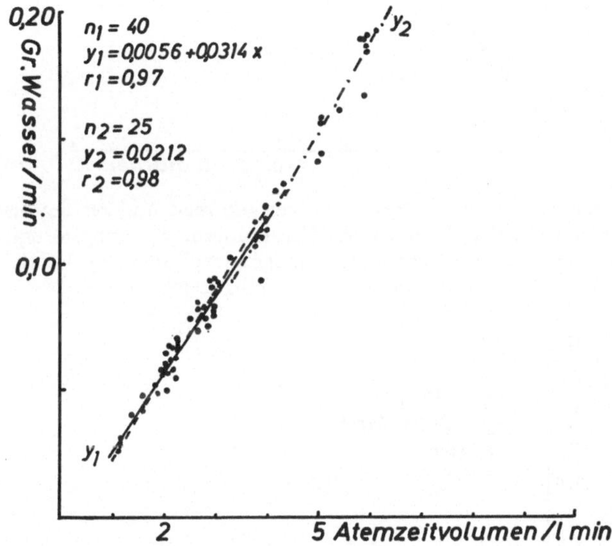

Abb. 5. Korrelation zwischen Beatmungszeitvolumen und respiratorischem Wasserverlust/min bei Säuglingen und Kleinkindern. y_1 = physiologisches Beatmungszeitvolumen, y_2 = erhöhtes Beatmungszeitvolumen. x_R ist der Übersicht wegen nur angedeutet eingezeichnet

Die Korrelation beider Größen mit dem Gewicht (Abb. 7 und 8) und der Körperoberfläche (Abb. 9 und 10) erwies sich ebenfalls als sehr gut ($r = 0{,}88$ bzw. $r = 0{,}85$). Wasser- und Calorienverluste waren zum Alter (Abb. 11 und 12) und zur Körpergröße (Abb. 13 und 14) der Kinder mit $r = 0{,}80$ gleich gut korreliert.

Die Zuordnung des Körpergewichtes und der Körpergröße zur errechneten Körperoberfläche (Abb. 15) erbrachte einen Korrelationskoeffizienten von 0,99.

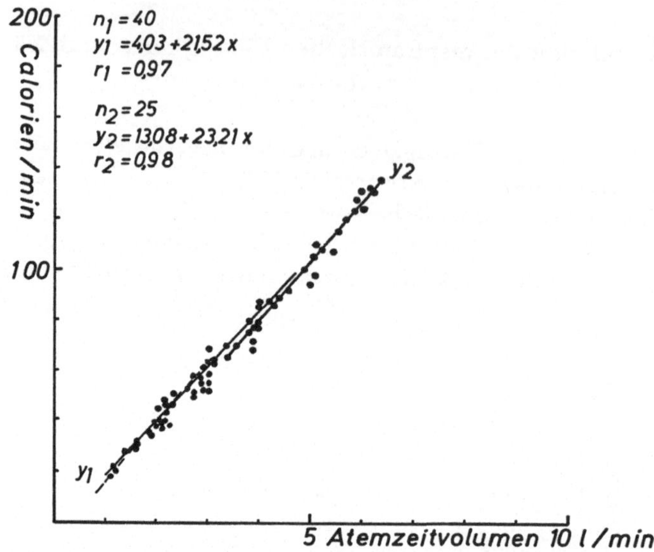

Abb. 6. Korrelation zwischen Beatmungszeitvolumen und respiratorischem Calorienverlust/min bei Säuglingen und Kleinkindern. y_1 = physiologisches Beatmungszeitvolumen, y_2 = erhöhtes Beatmungszeitvolumen. x_R ist der Übersicht wegen nur angedeutet eingezeichnet

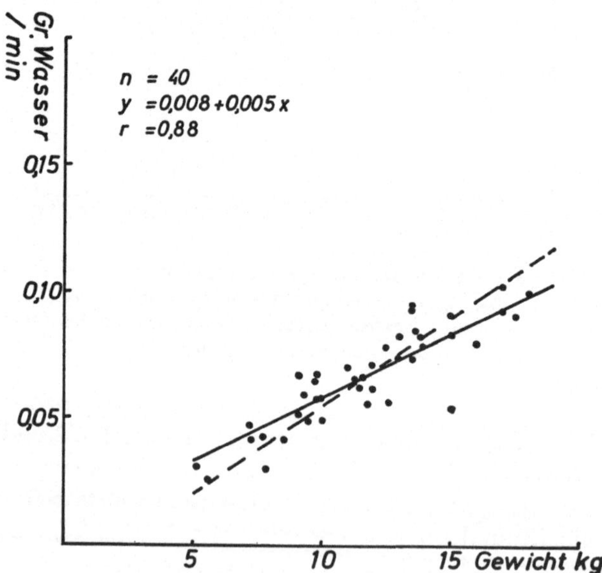

Abb. 7. Korrelation zwischen Körpergewicht und respiratorischem Wasserverlust/min bei Säuglingen und Kleinkindern. y_R = durchgezogene Gerade, x_R = gestrichelte Gerade

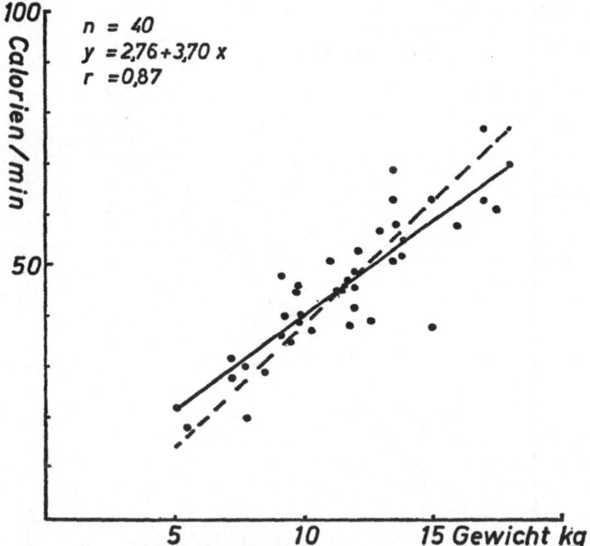

Abb. 8. Korrelation zwischen Körpergewicht und respiratorischem Calorienverlust/min bei Säuglingen und Kleinkindern. y_R = durchgezogene Gerade, x_R = gestrichelte Gerade

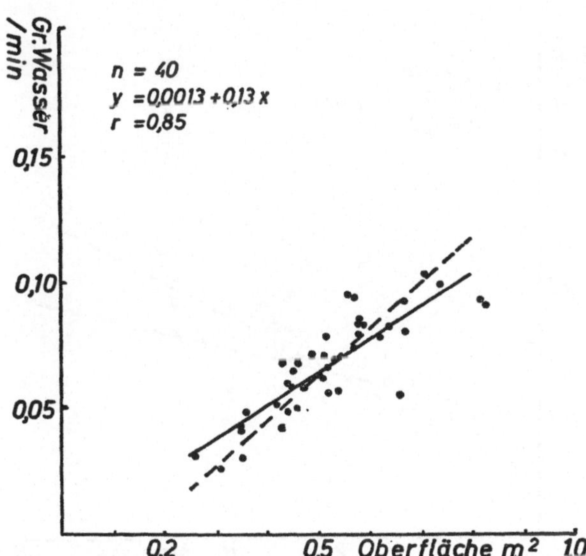

Abb. 9. Korrelation zwischen Körperoberfläche und respiratorischem Wasserverlust/min bei Säuglingen und Kleinkindern. y_R = durchgezogene Gerade, x_R = gestrichelte Gerade

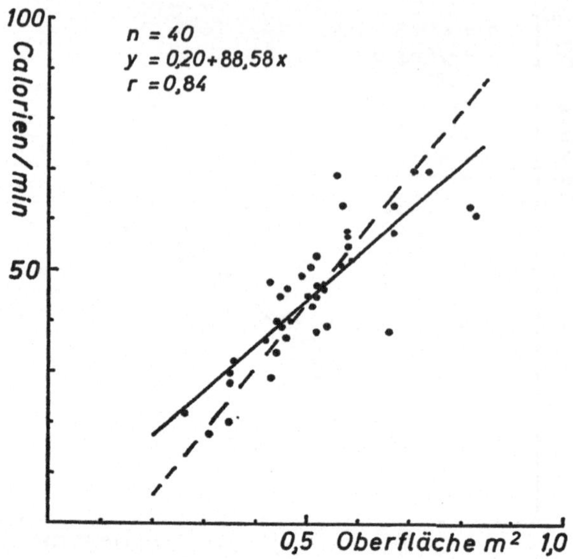

Abb. 10. Korrelation zwischen Körperoberfläche und respiratorischem Calorienverlust/min bei Säuglingen und Kleinkindern. y_R = durchgezogene Gerade, x_R = gestrichelte Gerade

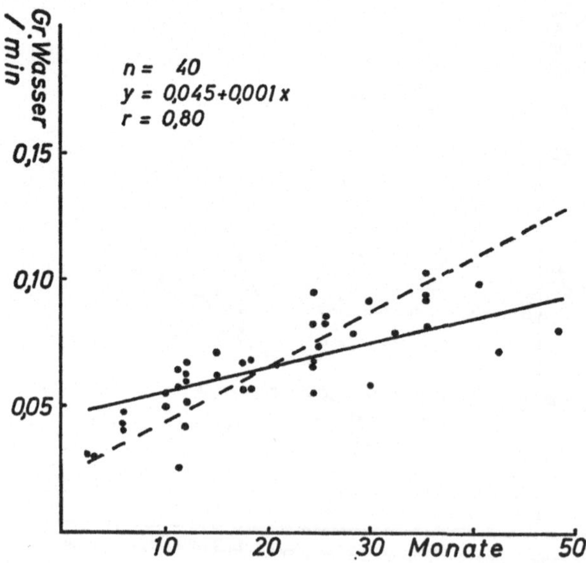

Abb. 11. Korrelation zwischen Alter und respiratorischem Wasserverlust/min bei Säuglingen und Kleinkindern. y_R = durchgezogene Gerade, x_R = gestrichelte Gerade

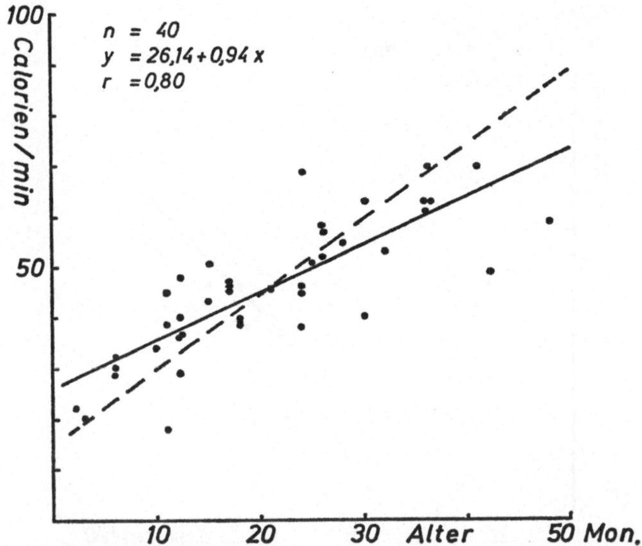

Abb. 12. Korrelation zwischen Alter und respiratorischem Calorienverlust/min bei Säuglingen und Kleinkindern. y_R = durchgezogene Gerade, x_R = gestrichelte Gerade

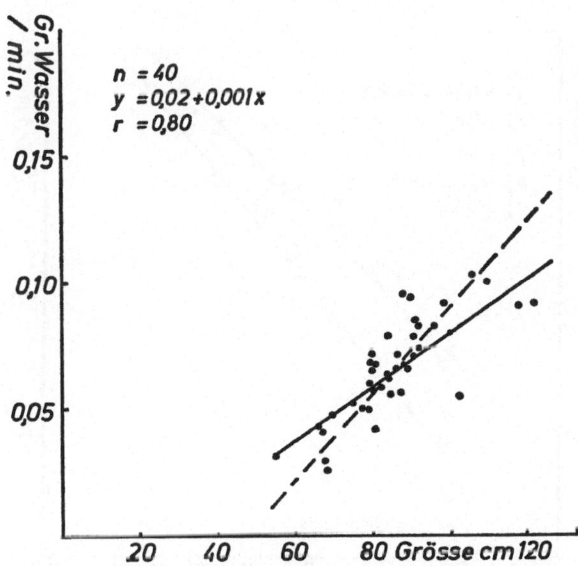

Abb. 13. Korrelation zwischen Körpergröße und respiratorischem Wasserverlust/min bei Säuglingen und Kleinkindern. y_R = durchgezogene Gerade, x_R = gestrichelte Gerade

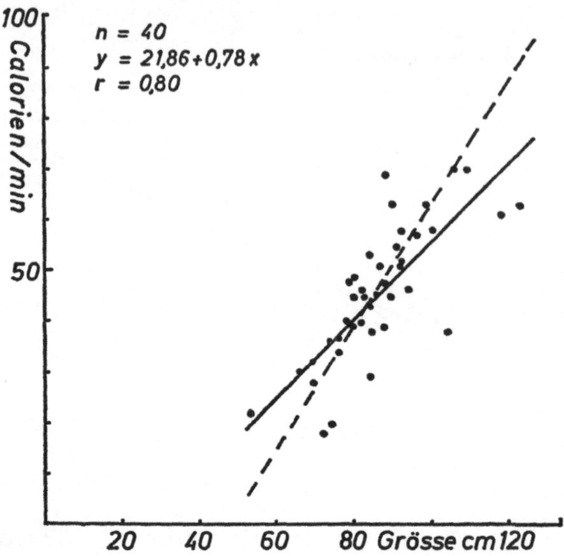

Abb. 14. Korrelation zwischen Körpergröße und respiratorischem Calorienverlust/min bei Säuglingen und Kleinkindern. y_R = durchgezogene Gerade, x_R = gestrichelte Gerade

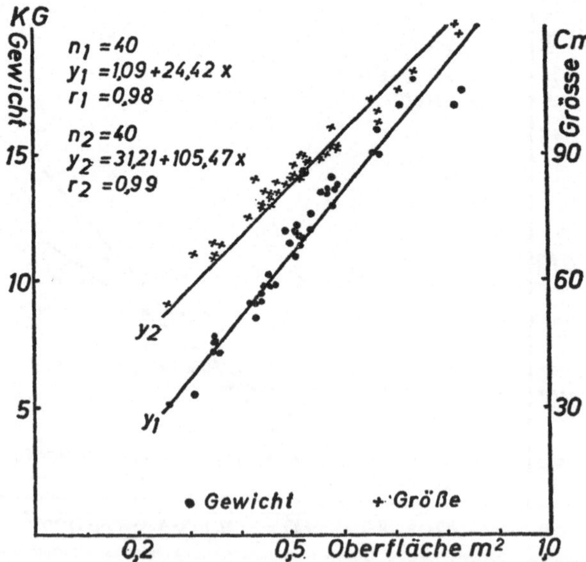

Abb. 15. Korrelation zwischen Körperoberfläche und Körpergewicht (y_1) bzw. Körperoberfläche und Körpergröße (y_2). x_R ist der Übersicht wegen ausgelassen

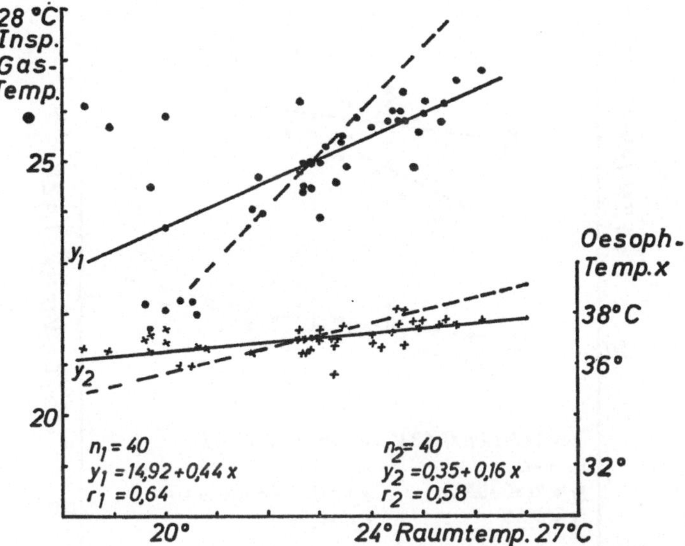

Abb. 16. Korrelation zwischen Raumtemperatur und inspiratorischer Gastemperatur (y_1) bzw. Ösophagustemperatur (y_2) bei Säuglingen und Kleinkindern. y_R = durchgezogene Gerade, x_R = gestrichelte Gerade

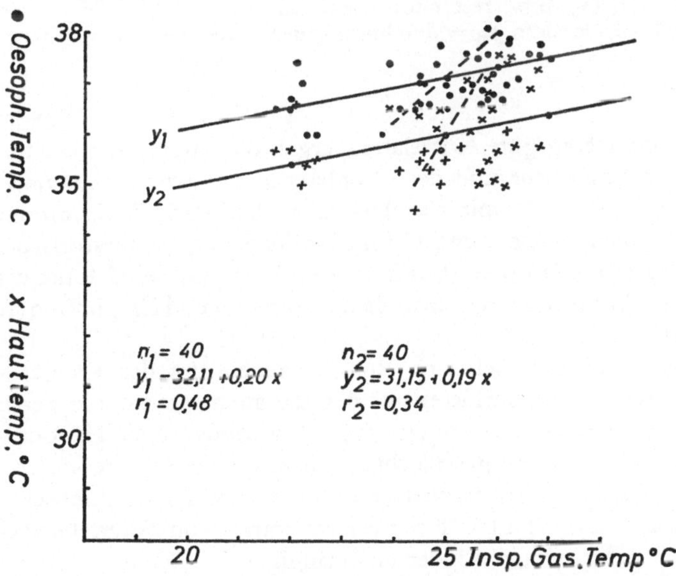

Abb. 17. Korrelation zwischen inspiratorischer Gastemperatur und Ösophagus- (y_1) bzw. Hauttemperatur (y_2) bei Säuglingen und Kleinkindern. y_R = durchgezogene Gerade, x_R = gestrichelte Gerade

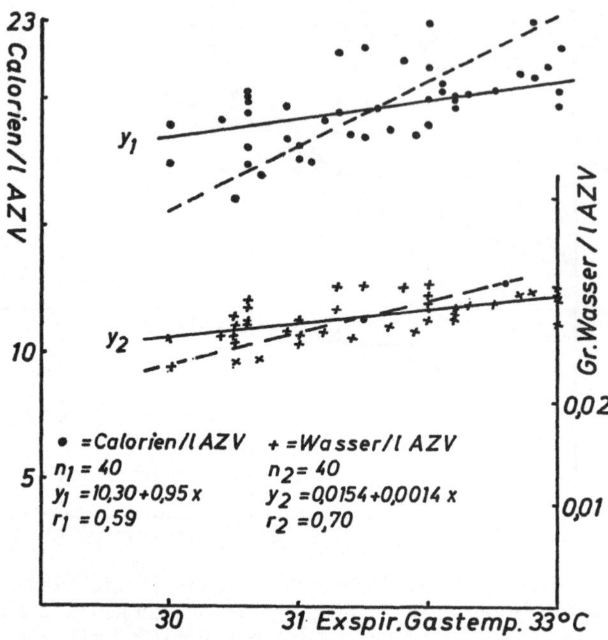

Abb. 18. Korrelation zwischen exspiratorischer Gastemperatur und respiratorischem Wasser- (y_2) bzw. respiratorischem Calorienverlust/l AZV (y_1) bei Säuglingen und Kleinkindern. y_R = durchgezogene Gerade, x_R = gestrichelte Gerade

Nur eine mäßig gute Korrelation ergab die Zuordnung der inspiratorischen Gastemperatur und der Ösophagustemperatur zur Raumtemperatur (Abb. 16 und 17) mit $r = 0{,}64$ bzw. 0,58 und die Zuordnung des respiratorischen Wasser- und Calorienverlustes zur exspiratorischen Gastemperatur (Abb. 18) ($r = 0{,}70$ bzw. $r = 0{,}59$) und des Calorienverlustes/min zur Temperaturdifferenz zwischen Inspiration und Exspiration (Abb. 19) ($r = 0{,}51$).

Nicht nachweisen ließ sich ein Zusammenhang des respiratorischen Wasser- und Calorienverlustes mit der Raumtemperatur und der inspiratorischen Gastemperatur sowie der Ösophagus- und Hauttemperatur (Tab. 3). Ebenso waren geschlechtsspezifische Unterschiede in der Zuordnung der einzelnen Größen zueinander nicht erkennbar. Spezifischer respiratorischer Wasser- und Calorienverlust waren von Alter, Gewicht und Größe der untersuchten Kinder unabhängig.

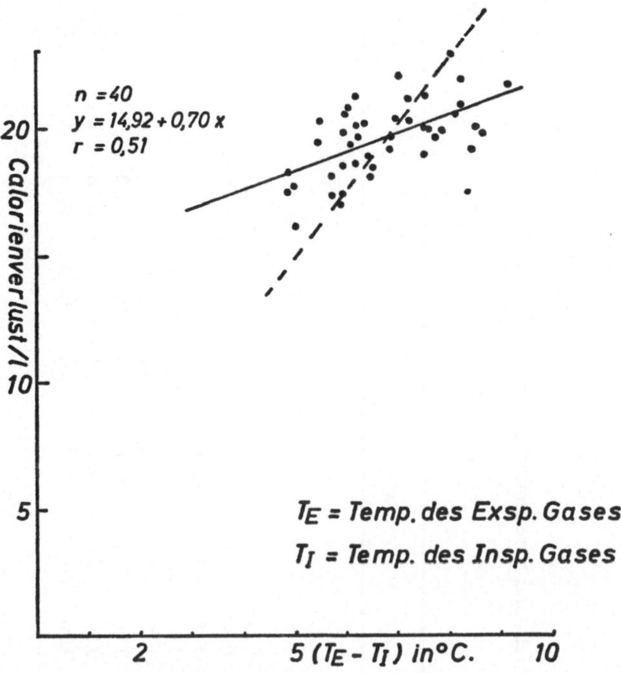

Abb. 19. Korrelation zwischen der Temperaturdifferenz Exspiration-Inspiration und dem respiratorischen Calorienverlust/l AZV bei Säuglingen und Kleinkindern. y_R = durchgezogene Gerade, x_R = gestrichelte Gerade

A.3 Diskussion zu den gemessenen Flüssigkeits- und Wärmeverlusten

Die Wasserausscheidung mit der Atmung stellt als Bestandteil der perspiratio insensibilis (ca. 30–50% der persp. ins.) einen wesentlichen Faktor der Gesamtwasserbilanz des Organismus dar [8, 9, 17, 18, 41, 63, 76, 81, 90, 101, 109, 125, 170, 171, 174, 190, 194, 209, 226]. Sie unterliegt nur bedingt der Steuerung durch die Regler des Wasser- und Elektrolythaushaltes, da sie vorwiegend von den Erfordernissen der Sauerstoffaufnahme und CO_2-Abgabe mit der Atmung abhängt. Bei Nasen- oder Mundatmung verliert der Organismus, ebenso wie bei passiver oder aktiver Atmung durch einen Endotrachealtubus pro Zeiteinheit eine bestimmte Wassermenge. Die in unseren Untersuchungen gemessene spezifische Wasserausscheidung während kontrollierter Beatmung erreichte eine durchschnittliche Menge von 28,6 mg/l Beatmungszeitvolumen und liegt damit etwa in der gleichen Größenordnung wie bei wachen spontanatmenden Kindern [19, 21, 75, 76, 90, 97, 102, 123, 125, 164, 198]. Beim anaesthesierten Erwachsenen wurden sowohl in Maskennarkose als auch bei endo-

Tabelle 3. Korrelationen zwischen ausgewählten Meß- und Berechnungsgrößen der Gruppe I

Korrelationsmatritze der Gruppe I

		1	2	3	4	5	6	7	8	9	10	11
1. Beatmungszeitvolumen	l/min	1,00										
2. Körpergewicht	kg	0,93	1,00									
3. Körpergröße	cm	0,84	0,94	1,00								
4. Alter	Mon.	0,86	0,85	0,78	1,00							
5. Körperoberfläche	m²	0,88	0,98	0,98	0,82	1,00						
6. Raumtemperatur	° C	−0,11	−0,08	−0,04	−0,16	−0,07	1,00					
7. Inspirat. Gastemperatur	° C	−0,08	−0,04	−0,08	−0,01	−0,03	0,64	1,00				
8. Ösophagustemperatur	° C	−0,17	−0,09	−0,01	−0,19	−0,05	0,58	0,48	1,00			
9. Hauttemperatur	° C	−0,23	−0,13	−0,08	−0,20	−0,10	0,57	0,34	0,74	1,00		
10. Realer Wasserverlust/min	g	0,97	0,88	0,80	0,80	0,85	−0,03	0,005	−0,07	−0,18	1,00	
11. Realer Calorienverlust/min	cal	0,97	0,88	0,80	0,80	0,84	−0,05	−0,06	−0,06	−0,16	0,99	1,00

Der Grenzwert für r_{xy}, bei dem $p \leqslant 0{,}01$ bzw. $\leqslant 0{,}05$ ist, beträgt: $p \leqslant 0{,}01$, $r = 0{,}3978$,
$p \leqslant 0{,}05$, $r = 0{,}3088$.

trachealer Intubation ähnliche Werte ermittelt [32, 34, 36, 39]. Damit stimmen die beim endotracheal intubierten und kontrolliert beatmeten Kind erhobenen Befunde mit den Ergebnissen an wachen spontanatmenden Kindern und Erwachsenen sowie an Erwachsenen unter Anaesthesiebedingungen weitgehend überein. Die spezifische respiratorische Wasserausscheidung (die pro Liter AZV ausgeschiedene Wassermenge [34]) scheint also vom Alter und von der Art der Ventilation weitgehend unabhängig zu sein.

Die künstliche Langzeitbeatmung des Kindes wird vielfach über Endotrachealtuben durchgeführt [58, 82, 88, 137, 140, 204, 212, 225]. Damit lassen sich die in unseren Untersuchungen erhobenen Befunde mit geringen Einschränkungen auf die Bedingungen der Langzeitbeatmung im Kindesalter übertragen.

Zur Kalkulation des theoretischen respiratorischen Wasser- und Wärmeverlustes werden Temperatur und Wasserdampfsättigung des Exspirationsgases in der Lunge bzw. den großen Bronchien benötigt. Die 100 %ige Wasserdampfsättigung des Exspirationsgases in der Lunge kann als gesichert angesehen werden [10, 12, 35, 55, 104, 130, 139, 149, 181].

Theoretisch müßte auch die Temperatur des Exspirationsgases in der Lunge nahezu identisch mit der im Ösophagus gemessenen Temperatur sein [12, 35, 55]. Die simultane Messung der Ösophagus- und endobronchialen exspiratorischen Gastemperatur ergab eine Temperaturdifferenz von nur 0,04° C. Diese geringe Temperaturdifferenz rechtfertigt die Gleichsetzung der in allen Versuchen gemessenen Ösophagustemperatur mit der exspiratorischen Gastemperatur in den großen Bronchien. Damit läßt sich der theoretische respiratorische Wasser- und Calorienverlust (s. S. 7) aus der Ösophagustemperatur kalkulieren.

Geht man nun davon aus, daß die Ausatmungsluft die Lungen mit Körpertemperatur und voll mit Wasserdampf gesättigt verläßt, so muß die Differenz zwischen dem theoretisch kalkulierbaren Wasserverlust und der tatsächlich gemessenen exspiratorischen Wassermenge auch bei der kontrollierten Beatmung als Reserve für die nächste Inspirationsphase fungieren, ebenso wie während der Atmung unter physiologischen Bedingungen.

Diese konservierte Wassermenge ist aber nicht in vollem Umfang mit der durch die Abkühlung des Exspirationsgases freiwerdenden Wassermenge identisch. Die exspiratorische Sättigung beträgt nur 86,79 %. Offenbar bleibt über die einfache Kondensation von Wasserdampf durch Abkühlung hinaus noch eine weitere Wassermenge im oberen Respirationstrakt zurück, deren Genese in Analogie zum Begriff der Turbulenzkonvektion für Wärme [222] als Turbulenzkondensation bezeichnet werden kann.

Die prozentuale Verteilung der respiratorischen Wasser- und Wärmebilanz nach Verlust und konservierter Menge [Tab. 2a und b] läßt erkennen, daß die respiratorische Wärmebilanz weitgehend dem Verhalten der Wasserbilanz entspricht; d. h. auch die Differenz zwischen dem theoretischen und dem tatsächlich auftretenden Calorienverlust wird als latente Wärme für die nächste Inspirationsphase zurückgehalten. Damit bleibt die Funktion des „modifizierten" oberen Respirationstraktes (Bronchien, Trachea und Endotrachealtubus) als permanenter Wärme- und Feuchte-Austauscher auch bei der Ausschaltung wesentlicher Funktionen des oberen Respirationstraktes erhalten [104, 219, 222]. Die Fähigkeit lediglich, den realen exspiratorischen Wasser- und Wärmeverlust zu ersetzen, geht dem Organismus bei endotrachealer Intubation und kontrollierter Beatmung verloren. Die exogene Zufuhr von Wasser und Calorien muß sich daher auf die realen Verluste beschränken, soll nicht eine positive Wasser- und Wärmebilanz resultieren. Diese Überlegungen werden zwar in theoretischen Betrachtungen vereinzelt berücksichtigt [39, 40, 76, 84, 171, 206, 207], in der Konstruktion von Vorwärm- und Anfeuchtgeräten jedoch haben sie bisher keine Beachtung gefunden. Immerhin beträgt die überschüssige Wassermenge bei exogener Zufuhr einer Einatmungsluft mit 37° C und 100% relativer Feuchte 22,32 ml Wasser/l AZV pro 24 Std, d. h. bei einem 10 kg schweren Kind rund 45 ml/die. Das entspricht 6,5% des täglichen Flüssigkeitsbedarfs oder 25% der perspiratio insensibilis.

Auf der Suche nach einem einfachen Bezugsmaß für die Abschätzung des respiratorischen Wasserverlustes bieten sich Beatmungszeitvolumen, Körpergewicht, Körpergröße, Alter und Körperoberfläche an. Die beste Korrelation ergibt sich aus der Gegenüberstellung von respiratorischem Wasserverlust und Beatmungszeitvolumen (Abb. 5 u. 6). Da das Beatmungszeitvolumen nach den arteriellen Blutgaswerten ausgerichtet werden muß, dürfte sie auch für klinische Belange die brauchbarste Korrelation sein.

Die Korrelationen zum Gewicht, zur Größe, zum Alter und zur Oberfläche sind zwar ebenfalls sehr gut, sind aber für die Praxis aus den obengenannten Gründen nur bedingt verwertbar, da die Kalkulation des Beatmungsvolumens nach dem Körpergewicht nur einen Schätzwert darstellen kann. Die respiratorische Wärmebilanz läßt sich, wie aus der Korrelation zwischen respiratorischem Wärme- und Wasserverlust hervorgeht, überwiegend aus dem Wasserverlust berechnen. In Betracht zu ziehen ist dabei noch die Temperatur des Inspirationsgases bzw. die Temperaturdifferenz zwischen Inspirations- und Exspirationsgas.

Ausgehend von der in unseren Untersuchungen beobachteten Exspirationstemperatur von 31,59° C und einem exspiratorischen Wasserverlust von durchschnittlich 28,5 mg/l müßte die Inspirationsluft auf etwa den gleichen Betrag bei einer relativen Feuchte von mindestens 80% vorgewärmt werden, um einen vollständigen Ausgleich der Wärme- und Wasserbilanz zu erreichen. Die standardisierte Vorwärmung der Inspirationsluft auf 32° C bei einer relativen Feuchte von 85% würde für klinische Belange ausreichen. Ähnliche Richtzahlen werden vereinzelt für Erwachsene angegeben [38, 76, 84].

B.1 Veränderungen der Meß- und Berechnungsgrößen durch Änderung des Beatmungszeitvolumens (Tab. 4a u. b, Abb. 20 u. 21)

Wenn das Beatmungszeitvolumen bei gleichbleibendem Frischgasstrom von 2,33 l auf 4,54 l/min erhöht wurde, entstand eine statistisch signifikante Zunahme des respiratorischen Wasserverlustes/l Atemzeitvolumen um 0,001 g/l. Bei einem gleichzeitigen signifikanten Anstieg der exspiratorischen Gastemperatur um + 0,53° C stieg die exspiratorische Wasserdampfsättigung um 1,3%.

Der mit dem Wasserverlust eng verbundene Calorienverlust zeigte lediglich eine statistisch auffällige Zunahme um 0,66 cal/l Atemzeitvolumen.

Auffällige oder signifikante Differenzen zwischen den Werten des berechneten theoretischen Calorien- und Wasserverlustes beider Gruppen waren nicht vorhanden. Damit nahm die konservierte Wassermenge statistisch signifikant um 0,0011 g/l Atemzeitvolumen und die konservierte Calorienmenge um 0,91 cal/l Atemzeitvolumen ab. Der Wasserverlust stieg gleichzeitig um 2,40 und der Calorienverlust um 2,55% an.

Die übrigen Meßgrößen dieser Versuchsgruppe ließen gegenüber der Kontrollgruppe keine auffälligen oder gesicherten Abweichungen erkennen.

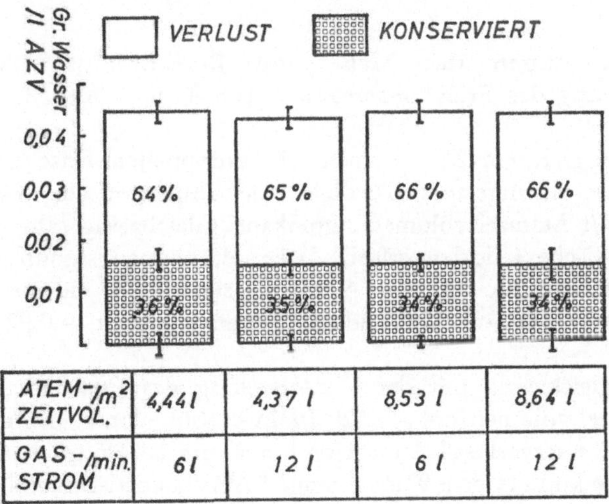

Abb. 20. Das Verhalten des spezifischen respiratorischen Wasserverlustes von Säuglingen und Kleinkindern unter verschiedenen Beatmungszeitvolumina und Frischgasströmen. Die Gesamthöhe der Säulen stellt den theoretisch berechneten spezifischen Wasserverlust dar.
AZV = Beatmungszeitvolumen

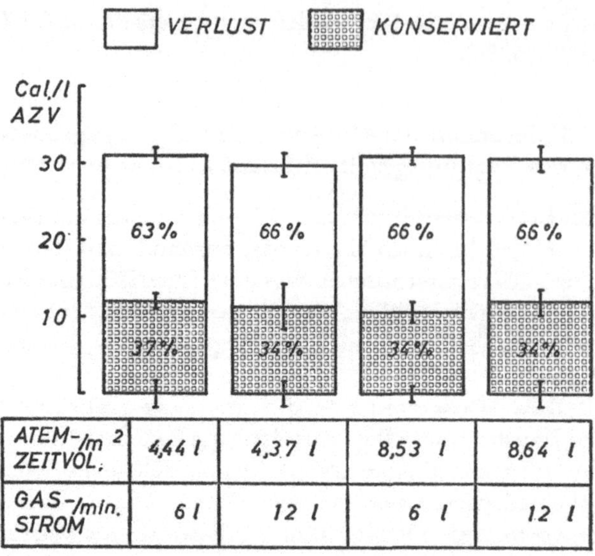

Abb. 21. Das Verhalten des spezifisch respiratorischen Calorienverlustes von Säuglingen und Kleinkindern unter verschiedenen Beatmungszeitvolumina und Frischgasströmen. Die Gesamthöhe der Säulen stellt den berechneten theoretischen Calorienverlust dar.
AZV = Beatmungszeitvolumen

B.2 Veränderungen der Meß- und Berechnungsgrößen durch Änderung des Frischgasstromes (Tab. 4a u. b, Abb. 20 u. 21)

Wenn bei gleichem Zeitvolumen mit verdoppeltem Frischgasstrom beatmet wurde, verringerte sich lediglich der respiratorische Wärmeverlust um 0,96 cal/l Atemzeitvolumen signifikant. Gleichzeitig ging der errechnete theoretische Calorienverlust/l Atemzeitvolumen signifikant zurück. Die Raumtemperatur war mit + 0,16° C signifikant, die inspiratorische Gastemperatur mit – 0,19° C und die Raumfeuchte mit + 0,92 % auffällig verändert.

Wenn gleichzeitig mit der Verdoppelung des Frischgasstromes das Beatmungszeitvolumen um + 2,29 l/min erhöht wurde, nahm der respiratorische Wasserverlust/l Atemzeitvolumen um 0,0006 g/l statistisch auffällig zu, die konservierte Wassermenge/l AZV statistisch auffällig ab. Die übrigen Werte für den respiratorischen Wasser- und Calorienverlust blieben unverändert. Signifikant zugenommen hatten gegenüber der Kontrollgruppe die Raumtemperatur um 0,23° C, die Raumfeuchte um 1,30 %, die exspiratorische Gastemperatur um 0,43° C, während sich die Ösophagustemperatur mit – 0,11° C auffällig verringert hatte.

Tabelle 4a. Erläuterungen siehe Tabelle 4b

Versuchsgruppen II–V:		Gruppe II		Gruppe III		Gruppe IV		Gruppe V	
n = 25		$\bar{x}$	s_x	$\bar{d}$	s_d	$\bar{d}$	s_d	$\bar{d}$	s_d
Beatmungsvolumen	l/min	2,33	± 0,54	0,00	±0,41	**+2,21**	±1,50	**+2,29**	±0,83
Raumtemperatur	° C	22,49	± 2,11	**+0,16**	±0,53	+0,14	±0,59	**+0,23**	±0,56
Raumfeuchte	%	67,88	±11,84	*+0,92*	±1,46	+0,72	±1,41	**+1,30**	±1,29
Inspirat. Gastemperatur	° C	24,97	± 1,36	*−0,19*	±0,66	*+0,24*	±0,71	−0,16	±0,62
Exspirat. Gastemperatur	° C	31,38	± 0,95	−0,03	±0,54	**+0,53**	±0,58	**+0,43**	±0,62
Ösophagustemperatur	° C	37,03	± 0,42	−0,04	±0,40	−0,08	±0,44	*−0,11*	±0,50
Hauttemperatur	° C	36,00	± 0,66	+0,19	±0,46	+0,11	±0,57	+0,02	±0,24
Feuchttemperatur	° C	29,72	± 1,35	−0,32		+0,65		+0,44	
Trockentemperatur	° C	31,18	± 0,85	+0,10		+0,46		+0,35	
Theoret. Wasserverlust/l AZV	g	0,0444	± 0,0014	−0,012	±0,2885	−0,0004	±0,0100	−0,0006	±0,0469
Realer Wasserverlust/l AZV	g	0,0283	± 0,0020	−0,0001	±0,2968	**+0,0010**	±0,0400	*+0,0006*	±0,0331
Konserv. Wassermenge/l AZV	g	0,0162	± 0,0023	−0,0013	±0,1900	**−0,0011**	±0,0412	*−0,0013*	±0,0489
Exspir. Sättigung	%	87,40	± 5,22	−0,64	±1,72	+1,32	±2,14	−0,47	±2,10

Tabelle 4b. Veränderungen der Meß- und Berechnungsgrößen bei Änderung des Beatmungszeitvolumens (Gruppen III und V) und des Frischgasstromes (Gruppen IV und V)

Versuchsgruppen II–V:		Gruppe II		Gruppe III		Gruppe IV		Gruppe V	
$n = 25$		$\bar{x}$	s_x	$\bar{d}$	s_d	$\bar{d}$	s_d	$\bar{d}$	s_d
Wasserverlust	%	63,67		+1,81		+2,40		+2,39	
Konserv. Wasser	%	36,33		−1,81		−2,40		−2,39	
Theoret. Calorienverlust/l AZV	cal	31,19	±1,16	**−1,60**	±1,32	−0,20	±0,91	−0,37	±1,21
Realer Calorienverlust/l AZV	cal	19,46	±1,42	**−0,96**	±1,26	*+0,66*	±1,10	−0,58	±1,26
Konserv. Calorien/l AZV	cal	11,69	±1,63	−0,60	±1,63	**−0,91**	±1,11	+0,18	±1,17
Calorienverlust	%	63,09		+2,29		+2,55		+2,53	
Konserv. Calorien	%	36,91		−2,29		+2,55		+2,53	

$\bar{x}$ = Mittelwert der Kontrollgruppe, s_x = Standardabweichung des Mittelwertes.
d = Mittelwerte der Differenzen zwischen den Gruppen II–III, II–IV und II–V.
s_d = Standardabweichung der Mittelwerte.
Signifikante Differenzen ($p \leqslant 0,01$) sind halbfett, auffällige Differenzen ($p \leqslant 0,05$) kursiv ausgezeichnet.

B.3 Korrelation der respiratorischen Flüssigkeits- und Wärmeverluste zu verschiedenen Beatmungszeitvolumina

(Tab. 3 u. 5, Abb. 5 u. 6)

Setzt man die in den Gruppen II und IV gemessenen respiratorischen Wasser- und Wärmeverluste in Relation zu den verschiedenen Beatmungsvolumina, so ergibt sich sowohl bei einfachem als auch bei erhöhtem Beatmungszeitvolumen eine sehr gute Korrelation ($r = 0{,}98$) der Verluste zu den Volumina.

Die Abweichung der Regressionsgraden für die erhöhten Beatmungsvolumina ist gegenüber der Regressionsgraden für die einfachen Volumina nur gering.

B.4 Diskussion zu den Änderungen der Meß- und Berechnungsgrößen mit dem Beatmungszeitvolumen und dem Frischgasstrom

Im Verlaufe einer kontrollierten Langzeitbeatmung ist bisweilen die Erhöhung des Beatmungszeitvolumens über den physiologischen Bereich hinaus erforderlich, um eine ausreichende alveoläre Ventilation zu erzielen. Die Beatmung mit einem hohen Zeitvolumen zieht theoretisch eine Steigerung des respiratorischen Wasser- und Calorienverlustes nach sich, die proportional dem Beatmungsvolumen verlaufen [84] oder sogar zu einer Erhöhung der spezifischen Wasserausscheidung führen kann [34, 123, 170]. Nur eine Steigerung des spezifischen respiratorischen Wasserverlustes ist jedoch klinisch bedeutsam.

Die therapeutischen Bedingungen beim kranken Kind wurden in unseren Untersuchungen an gesunden Kindern durch eine Erhöhung des Beatmungszeitvolumens um annähernd 100 % bei nur gering geänderter Beatmungsfrequenz imitiert. Bei gleichbleibendem Frischgasstrom stieg mit diesem Volumen die spezifische respiratorische Wasserausscheidung um 1 mg/l Beatmungszeitvolumen signifikant an. Das entspricht bei einem 15 kg schweren Kind rund 1,5 ml/l/24 Std (4,5 ml/die) oder 1,5 % der gesamten perspiratio insensibilis. Eine solch geringe Menge ist für die Gesamtwasserbilanz des Organismus praktisch zu vernachlässigen, da sie noch in den Fehlerbereich der zur Aufstellung der Bilanz verwendeten Methoden fällt. Das geht auch aus der summarischen Korrelation der respiratorischen Wasserverluste der Gruppen II und IV gegen die Beatmungsvolumina hervor; die Richtungsabweichung der beiden Regressionsgeraden ist minimal (Abb. 5).

Der Anstieg der exspiratorischen Gastemperatur und damit auch z. T. die geringe Zunahme des spezifischen respiratorischen Wasserverlustes ist offenbar eine Folge der partiellen Umverteilung zwischen alveolärem Ven-

Tabelle 5. Korrelation zwischen ausgewählten Meß- und Berechnungsgrößen der Gruppe IV

Korrelationsmatritze der Gruppe IV

		1	2	3	4	5	6	7	8	9	10	11
1. Beatmungszeitvolumen	l/min	1,00										
2. Körpergewicht	kg	0,80	1,00									
3. Körpergröße	cm	0,68	0,94	1,00								
4. Alter	Mon.	0,81	0,85	0,78	1,00							
5. Körperoberfläche	m²	0,75	0,98	0,98	0,82	1,00						
6. Raumtemperatur	°C	—0,11	0,006	0,04	—0,20	—0,002	1,00					
7. Inspirat. Gastemperatur	°C	—0,01	0,03	0,13	—0,03	0,09	0,45	1,00				
8. Ösophagustemperatur	°C	—0,12	0,09	0,14	—0,20	0,10	0,50	0,07	1,00			
9. Hauttemperatur	°C	—0,23	0,02	—0,008	—0,12	—0,03	0,54	0,02	0,65	1,00		
10. Realer Wasserverlust/min	g	0,98	0,81	0,70	0,78	0,76	—0,02	0,09	—0,03	—0,18	1,00	
11 Realer Calorienverlust/min	cal	0,98	0,81	0,69	0,78	0,75	—0,06	0,002	—0,03	—0,16	0,99	1,00

Der Grenzwert für r_{xy}, bei dem $p \leqslant 0{,}01$ bzw. $\leqslant 0{,}05$ ist, beträgt:

$p \leqslant 0{,}01,\ r = 0{,}4958$

$p \leqslant 0{,}05,\ r = 0{,}3882.$

tilationsvolumen und Totraumvolumen auf Grund des hohen Beatmungsvolumens [34].

Da der theoretische respiratorische Wasserverlust konstant bleibt, ergibt sich aus der Zunahme des realen spezifischen Wasserverlustes eine entsprechende Abnahme der spezifischen konservierten Wassermenge. Analog zu diesen Veränderungen der respiratorischen Wasserbilanz verhalten sich die Werte der spezifischen respiratorischen Wärmebilanz.

Für die Anaesthesie beim Säugling und Kleinkind ist weiterhin von Interesse, ob eine Erhöhung des Frischgasstromes in einem Nichtrückatemsystem einen Effekt auf den respiratorischen Wasser- und Calorienverlust hat. Die Steigerung des Frischgasstromes von 6 auf 12 l/min bei physiologischen Beatmungsvolumina bewirkte in unseren Untersuchungen gegenüber der Kontrollgruppe nur signifikante Änderungen des theoretischen und realen Calorienverlustes (Tab. 4a u. b, Abb. 20). Diese sind offenbar Folge der Summation von im einzelnen nicht signifikanten Änderungen der inspiratorischen Gastemperatur, sowie des theoretischen und realen spezifischen Wasserverlustes. Ebenso wie in der vorhergehenden Gruppe bleiben diese Veränderungen in einer Größenordnung, die keine klinische Bedeutung erlangt.

Wurde zusätzlich das Beatmungszeitvolumen erhöht, ergaben sich etwa die gleichen Veränderungen wie bei der Steigerung des Beatmungszeitvolumens unter normalem Frischgasstrom. Die Differenzen gegenüber der Kontrollgruppe waren hier lediglich statistisch auffällig.

Aus den Ergebnissen der Versuchsgruppen II–V läßt sich ableiten, daß eine Erhöhung des Beatmungszeitvolumens zwar einen Anstieg des spezifischen respiratorischen Wasserverlustes zur Folge hat. Das Ausmaß dieses Wasserverlustes ist jedoch für die Gesamtwasserbilanz von untergeordneter Bedeutung. In der Kalkulation des respiratorischen Wasserverlustes kann also für Beatmungszeitvolumina zwischen 1 und 6 l/min eine lineare Beziehung nach den vorgelegten Korrelationsdiagrammen (Abb. 5 u. 6) angenommen werden.

Änderungen des Frischgasstromes in einem Nichtrückatemsystem während der Anaesthesie können ohne nachteilige Folgen für die respiratorische Wasser- und Wärmebilanz vorgenommen werden.

C. 1 Veränderungen der Meß- und Berechnungsgrößen durch Vorschaltung eines Wärme- und Feuchteaustauschers (Tab. 6a u. b, Abb. 22)

In einer 2. Versuchsphase wurden die Kinder der Gruppe VI bei konstantem Beatmungszeitvolumen über einen Wärme- und Feuchteaustauscher beatmet. Der gemessene Wasserverlust fiel gegenüber der Kontrollgruppe um 0,0128 g/l Atemzeitvolumen (= 30,84 %) ab. Im gleichen Verhältnis stieg die konservierte Wassermenge/l Atemzeitvolumen an. Bei einer Zunahme der exspiratorischen Gastemperatur von 31,82 auf 32,82° C war die exspiratorische Wasserdampfsättigung um 19,33 % vermindert.

Tabelle 6a. Erläuterungen siehe Tabelle 6b

Versuchsgruppen VI/VII		Kontrollgruppe		Wärme-Feuchte-Austauscher	
$n = 10$		$\bar{x}$	s_x	$\bar{d}$	s_d
Beatmungsvolumen	l/min	2,48	±0,69	−0,04	±0,27
Raumtemperatur	° C	23,23	±2,06	−0,31	±0,77
Raumfeuchte	%	60,30	±6,83	−0,20	±1,30
Inspirat. Gastemperatur	° C	24,79	±1,54	*−0,55*	±0,73
Exspirat. Gastemperatur	° C	31,82	±0,93	**+1,00**	±0,66
Ösophagustemperatur	° C	37,06	±0,83	+0,08	±0,48
Endobronch. exsp. Gastemp.	° C	37,02	±0,82		
Hauttemperatur	° C	36,01	±1,17	+0,19	±0,77
Feuchttemperatur	° C	29,54	±0,69	(−7,94)	
Trockentemperatur	° C	31,82	±0,93	(−5,61)	
Theoret. Wasserverlust/l AZV	g	0,0444	±0,0001	+0,0004	±0,0223
Realer Wasserverlust/l AZV	g	0,0291	±0,0105	**−0,0128**	±0,0469
Konserv. Wassermenge/l AZV	g	0,0152	±0,0105	**+0,0132**	±0,0469
Exspirat. Sättigung	%	85,55	±5,01	**−19,33**	±2,55

Tabelle 6b. Veränderungen der Meß- und Berechnungsgrößen unter Verwendung eines Wärme-Feuchte-Austauschers

Versuchsgruppen VI/VII		Kontrollgruppe		Wärme-Feuchte-Austauscher	
$n = 10$		$\bar{x}$	s_x	$\bar{d}$	s_d
Wasserverlust	%	65,70		−30,84	
Konserv. Wasser	%	34,30		+29,16	
Theoret. Calorienverlust/1 AZV	cal	30,94	±1,63	− 1,10	±1,93
Realer Calorienverlust/1 AZV	cal	19,94	±1,50	**− 9,91**	±1,65
Konserv. Calorien/1 AZV	cal	10,95	±1,18	**+ 8,72**	±1,45
Calorienverlust	%	65,02		−30,57	
Konserv. Calorien	%	34,98		+30,57	

$\bar{x}$ = Mittelwert der Kontrollgruppe. s_x = Standardabweichung des Mittelwertes.
$\bar{d}$ = Mittelwert der Differenzen zwischen Vergleichsgruppe und Kontrollgruppe.
s_d = Standardabweichung des Mittelwertes.
Signifikante Differenzen ($p \leqslant 0,01$) sind halbfett, auffällige Differenzen ($p \leqslant 0,05$) kursiv ausgezeichnet.

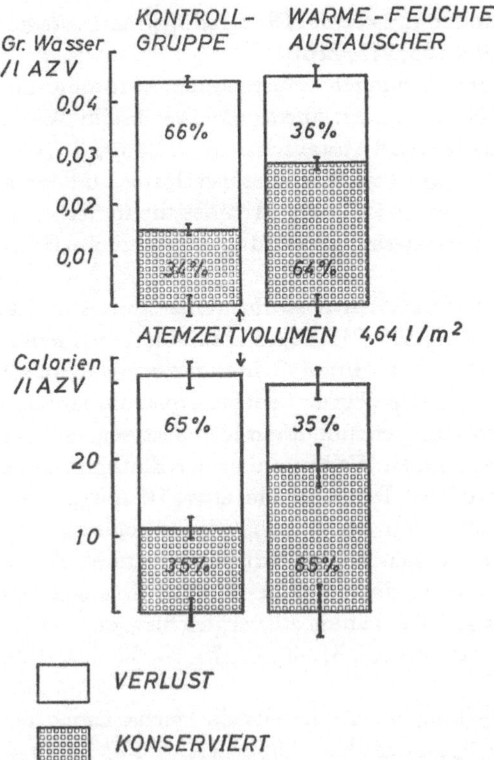

Abb. 22. Das Verhalten des spezifischen respiratorischen Wasser- (obere Säulen) und Calorienverlustes (untere Säulen) bei Verwendung eines Wärme-Feuchte-Austauschers. Die Gesamthöhe der Säulen stellt die jeweiligen theoretischen Verluste dar.
AZV = Beatmungszeitvolumen

Der respiratorische Wärmeverlust verringerte sich um 9,91 cal/l Atemzeitvolumen bei gleichzeitigem Anstieg der konservierten Wärmemenge um 8,72 cal/l, das entspricht 30,57 % des theoretischen Calorienverlustes/l AZV. Von den übrigen Meßwerten war lediglich die inspiratorische Gastemperatur mit – 0,55° C statistisch auffällig verändert.

C.2 Diskussion zu den Eigenschaften eines Wärme-Feuchteaustauschers

Theoretischen Berechnungen und Modellversuchen zufolge [136] sind Wärme-Feuchte-Austauscher in der Lage, bis zu 60 % der Wärme und Feuchte des Exspirationsgases zurückzuhalten und für die nächste Inspirationsphase zu konservieren. Unter bestimmten Bedingungen sollen diese

Geräte die Funktionen des oberen Respirationstraktes sogar vollständig ersetzen können [108, 136, 215, 216].

In unseren Untersuchungen während der Beatmung mit relativ kühlen und trockenen Narkosegasen wurde die spezifische Wasserausscheidung durch den Wärme-Feuchte-Austauscher um 12,8 mg/l (= 43 %) oder 31 % des theoretischen respiratorischen Wasserverlustes und der spezifische Wärmeverlust um 9,91 cal/l (43 %) oder 31 % des theoretischen respiratorischen Calorienverlustes herabgesetzt, der Sättigungsgrad der Exspirationsluft fiel um ca. 20 %.

Diese Befunde stehen teilweise im Widerspruch zu den Ergebnissen anderer Autoren [108, 136, 215, 216]. Zumindest während der Beatmung mit Narkosegasen können wir auf Grund der vorliegenden Ergebnisse nur einen geringen Nutzen der Wärme-Feuchte-Austauscher (ca. 40 %) erkennen [s. auch 96]. Wird dagegen mit Raumluft beatmet, so addiert sich theoretisch zu den gemessenen Werten die in der Raumluft enthaltene Feuchte (z. B. bei 24° und 50 % Raumfeuchte etwa 10 mg/l), so daß dann eine Gesamtwasserzufuhr von 22,8 mg/l Beatmungszeitvolumen resultiert (= etwa 75 % des realen Wasserverlustes/l). Unter diesen Bedingungen ist die Effektivitätsrate eines Wärme-Feuchte-Austauschers mit der Leistungsfähigkeit eines Befeuchters zu vergleichen, der bei Raumtemperatur und 100% R.F. arbeitet [7, 31, 46, 47, 73, 84, 92, 131, 138, 152, 199, 207, 218, 223, 237].

In den Untersuchungen wird bereits ein Mechanismus deutlich, der noch auffälliger in den Befunden der Gruppe IX (USV) zu Tage tritt. Obwohl die inspiratorische Gastemperatur um 0,55° C gegenüber der Kontrollgruppe abgenommen hatte, stieg die exspiratorische Gastemperatur signifikant um 1° C an (Tab. 6a und b). Eine Änderung des Beatmungsvolumens als Ursache dieser exspiratorischen Temperaturerhöhung [34] scheidet aus, da das Beatmungsvolumen gegenüber der Kontrollgruppe konstant geblieben war. Die Erhöhung der exspiratorischen Gastemperatur kann nur auf die exogene Wärmezufuhr durch den Wärme-Feuchte-Austauscher zurückgeführt werden. Unter der Voraussetzung, daß die Wärmeabstrahlung im Wärme-Feuchte-Austauscher vernachlässigt werden kann [136], wurde das Inspirationsgas in unseren Untersuchungen von 24,79° C um 6,6° C auf 31,4° C angewärmt (Tab. 6a). (Exspirationstemperatur vor dem Wärme-Feuchte-Austauscher = 32,82°, Exspirationstemperatur hinter dem Wärme-Feuchte-Austauscher = 26,22°). Der Anstieg der exspiratorischen Gastemperatur ist demnach als Reaktion auf die Vorwärmung der Inspirationsluft anzusehen. Der Mechanismus dieser Reaktion wird später erörtert. Insgesamt werden mit Hilfe des Wärme-Feuchte-Austauschers im Narkosesystem etwa 40 % des exspiratorischen Wasser- und Calorienverlustes für die Inspiration konserviert. Für die Anaesthesie selbst ist damit die Effektivität des Wärme-Feuchte-Austauschers nur beschränkt.

Während der Langzeitbeatmung mit Raumluft dagegen müßte die Leistungsrate des Gerätes auf etwa 75 % ansteigen und würde dann den Qualitäten eines Befeuchters entsprechen, der bei Raumtemperatur mit 100 % relativer Feuchte arbeitet.

D.1 Veränderungen der Meß- und Berechnungsgrößen durch Vorschaltung eines Ultraschallverneblers und einer Atemgasheizvorrichtung (Tab. 7a u. b, Abb. 23)

Mit einer Wasserzufuhr von 0,033 g/l Atemzeitvolumen und der Vorwärmung des Inspirationsgases auf 32,03 (± 0,12)° C nahm der respiratorische Wasserverlust um 0,0071 g/l Atemzeitvolumen zu. Die berechnete konservierte Wassermenge ging entsprechend um 0,0071 g/l zurück. Der effektive, d. h. unter Berücksichtigung der konservierten und zugeführten Wassermenge resultierende respiratorische Wasserverlust betrug 0,0026 (± 0,0010) g/l Atemzeitvolumen (7 %). Mit dem Anstieg der exspiratorischen Gastemperatur um 1,17° C war ein Anstieg der exspiratorischen Wasserdampfsättigung von 84,10 auf 98,96 % verbunden.

Der effektive respiratorische Calorienverlust ging gleichzeitig unter Berücksichtigung der konservierten und zugeführten Calorienmenge um 15,90 cal/l Atemzeitvolumen auf 13 % zurück.

Tabelle 7a. Erläuterungen siehe Tabelle 7b

Versuchsgruppen VIII/IX		Kontrollgruppe		Ultraschallvernebler		
$n = 10$		$\bar{x}$	$s_{\bar{x}}$	$\bar{d}$	$\bar{x}$	$s_{\bar{x}}$
Beatmungszeitvolumen	l/min	2,35	± 0,79	0,00	—	—
Körpergewicht	kg	12,17	± 3,91	−0,05	—	—
Körpergröße	cm	80,30	±14,00	+6,80	—	—
Alter	Mon.	21,40	±11,17	+0,35	—	—
Raumtemperatur	° C	23,42	± 1,95	+0,30	—	—
Raumfeuchte	%	61,10	± 7,14	−1,25	—	—
Inspir. Gastemperatur	° C	25,05	± 1,61	**+6,98**	—	—
Exspir. Gastemperatur	° C	31,87	± 0,95	**+1,17**	—	—
Ösophagustemperatur	° C	37,18	± 0,54	−0,01	—	—
Hauttemperatur	° C	36,52	± 0,68	*−0,63*	—	—
Feuchttemperatur	° C	29,39	± 1,13	+3,44	—	—
Trockentemperatur	° C	31,85	± 1,07	+1,14	—	—

Signifikante Differenzen ($p \leqslant 0,01$) sind halbfett, auffällige Differenzen ($p \leqslant 0,05$) kursiv ausgezeichnet.

Tabelle 7b. Veränderungen der Meß- und Berechnungsgrößen bei Verwendung eines Ultraschallverneblers mit Atemgasheizung

Versuchsgruppen VIII/IX		Kontrollgruppe		Ultraschallvernebler		
$n = 10$		$\bar{x}$	s_x	$\bar{d}$	$\bar{x}$	s_x
Theoret. Wasserverlust/l AZV	g	0,0448	± 0,0013	0,0000	—	—
Realer Wasserverlust/l AZV	g	0,0285	± 0,0022	+ **0,0071**	—	—
Konserv. Wassermenge/l AZV	g	0,0163	± 0,0024	— **0,0071**	—	—
Konservierte und zugeführte Wassermenge/l AZV	g				0,0422	± 0,0015
Effektiver Wasserverlust/l AZV	g	0,0285	± 0,0022		0,0026	± 0,0011
Exspiratorische Sättigung	%	84,10	± 4,28	+ **14,86**		
Theoret. Calorienverlust/l AZV	cal	31,29	± 1,02	— **3,19**		
Konservierte Calorien/l AZV	cal	11,61	± 1,70	— **4,72**		
Effektiver Calorienverlust/l AZV	cal	19,67	± 1,62	— **15,90**		
Konservierte und zugeführte Calorien/l AZV	cal	11,61	± 1,70	+ **14,36**		

$\bar{x}$ = Mittelwerte der Kontrollgruppe. s_x = Standardabweichung der Mittelwerte.
$\bar{d}$ = Mittelwerte der Differenzen zwischen der Vergleichsgruppe und der Kontrollgruppe.
s_d = Standardabweichung der Mittelwerte.

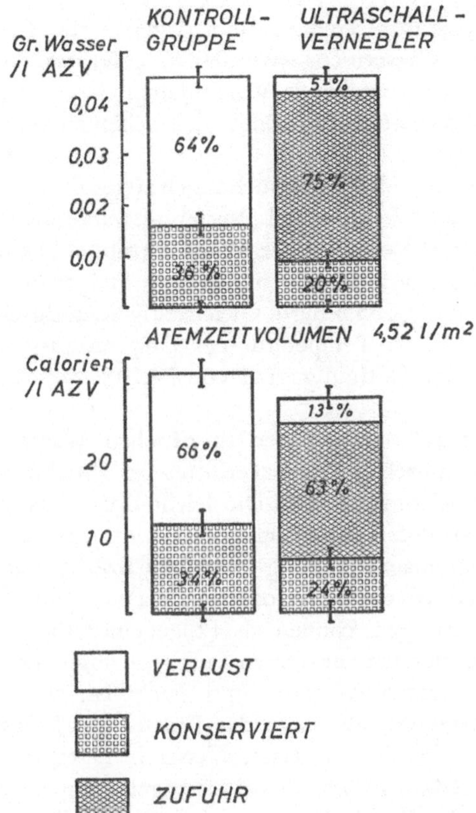

Abb. 23. Das Verhalten des spezifischen respiratorischen Wasser- (obere Säule) und Calorienverlustes (untere Säule) bei Verwendung eines Ultraschallverneblers. Die Gesamthöhe der Säulen stellt die jeweiligen theoretischen Verluste dar. AZV = Beatmungszeitvolumen

Infolge der Vorwärmung des Inspirationsgases betrug die Differenz zur Kontrollgruppe + 6,98° C. Die Hauttemperatur war gegenüber der Gruppe VIII um 0,63° C auffällig abgesunken. Alle übrigen Meßwerte ließen keine auffälligen oder signifikanten Differenzen gegenüber der Kontrollgruppe erkennen.

D.2 Diskussion zu den Eigenschaften des Ultraschallverneblers

Der Ultraschallvernebler mit der Originaltropfpipette läßt bei Maximaleinstellung eine inspiratorische Zufuhr bis zu 300 % des tatsächlichen Wasserbedarfs eines Kindes zu [46, 92, 96, 131, 141, 203, 219]. Die Modifikation der Originaltropfpipette erlaubt dagegen eine Feineinstellung mit einer verdampften Wassermenge von 0,0167 g Wasser/Tropfen. In vollem Umfang erreicht der entstehende Wasserdampf den Patienten jedoch nur, wenn eine Rekondensation im zuführenden Schlauchsystem sicher vermieden wird.

Die in den vorliegenden Untersuchungen zugeführte Wassermenge über das Einatemgas lag mit 0,033 g/l Beatmungszeitvolumen um 0,0049 g/l über den gemessenen Verlusten der Kontrollgruppe. Dieser relativ geringe Überschuß bewirkte jedoch eine signifikante Steigerung der spezifischen Wasserausscheidung auf 35,6 mg/l. Gleichzeitig stieg durch die Atemgaserwärmung auf 32° C die Temperatur des Exspirationsgases von 31,87° C auf 33,04° C und ihr Sättigungsgrad von 84,10% auf 98,86% signifikant an.

Synchron mit dem gesteigerten spezifischen Wasserverlust trat eine Erhöhung des spezifischen Wärmeverlustes bei abnehmender spezifischer konservierter Calorienmenge auf. Die leicht überschüssige Wasserzufuhr mit der Inspirationsluft führte somit zu einem Anstieg der spezifischen Wasser- und Calorienausscheidung unter gleichzeitiger annähernder Normalisierung der effektiven respiratorischen Wasser- und Wärmebilanz.

Diese Veränderungen können als Folge einer thermoregulatorischen Kompensation im Bereich der oberen Luftwege angesehen werden [26, 67, 228]. Wenn das Einatemgas warm und feucht ist, wird das Ausatemgas weniger stark abgekühlt als wenn das Einatemgas kalt und trocken ist. Die Fähigkeit des Exspirationsgases, Wasser in Dampfform zu halten, ist bei höherer Temperatur größer als bei niedriger Temperatur. Folglich wird ein warmes feuchtes Exspirationsgas mit höherem Wassergehalt ausgeatmet als ein kaltes Gas. Im Extremfall müßten Inspirationsgas und Exspirationsgas die gleiche Temperatur bei gleicher relativer Feuchte aufweisen.

Der Organismus hält also in bestimmten Grenzen durch Variierung der Wärme- und Wasserübertragung von der Exspirationsluft auf die Inspirationsluft und auf die Schleimhäute des oberen Respirationstraktes die respiratorische Wärme- und Wasserbilanz konstant. Keinesfalls nimmt der respiratorische Wasserverlust zu, wenn die Inspirationstemperatur absinkt [156, 190]. Die trotz konstanter Wasser- und Calorienzufuhr leicht negative Wärme- und Wasserbilanz in unseren Versuchen resultiert aus der Differenz zwischen der konstanten Zufuhr und den erhöhten Verlusten. Bei einer exakt den Verlusten angepaßten Zufuhr an Wasser und Wärme mit der Atmung muß demnach die Bilanz ausgeglichen sein [s. auch 5, 38, 46, 76, 84, 207].

Unter dieser Voraussetzung läßt sich für die künstliche Beatmung im Kindesalter ein Befeuchtungsnomogramm (Abb. 24) konstruieren, das die gemessenen Verluste berücksichtigt. Das Nomogramm geht von der Li-

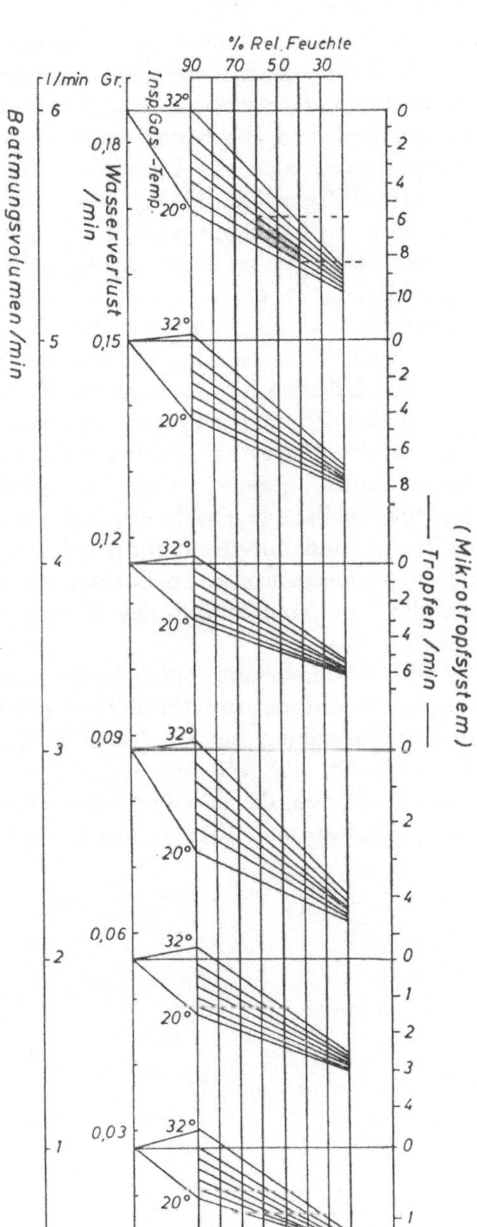

Abb. 24. Nomogramm zur Einstellung des Ultraschallverneblers mit Mikrotropfsystem. Sind Beatmungszeitvolumen, Temperatur und relative Feuchte des Inspirationsgases (z. B. Raumluft) bekannt, so kann unmittelbar die erforderliche Einstellung des Verneblers abgelesen werden, wenn das Beatmungsgas auf 32° C angewärmt wird. Beträgt das Beatmungszeitvolumen z. B. 6 l/min, so findet sich der zugehörige Wasserverlust auf der benachbarten Skala (0,188 g/min). Von hier aus wird eine Verbindungslinie zur Temperatur des Inspirationsgases gezogen (z. B. 26° C). Die Temperaturlinie wird bis zum Schnittpunkt mit der relativen Feuchte (z. B. 60 %) verfolgt. Die Horizontale durch diesen Punkt schneidet die Tropfskala am rechten Bildrand. Der Vernebler muß also auf eine Rate von 6 Tropfen/min eingestellt werden. Für Beatmungszeitvolumina zwischen 1 und 6 l/min ist jeweils eine gesonderte Skala angegeben. Zwischenwerte können durch Verschiebung der schraffierten Flächen ermittelt werden

nearität zwischen respiratorischem Wasserverlust und dem Beatmungszeitvolumen aus; d. h., zu jedem definierten Beatmungszeitvolumen gehört ein bestimmter durchschnittlicher Wasserverlust.

Wird für verschiedene Gastemperaturen und deren relative Feuchte (z. B. Raumluft) der absolute Wassergehalt berechnet und von den kalkulierten Verlusten abgezogen, so kann unter Berücksichtigung der Verdampfungskapazität des Ultraschallverneblers mit Mikrotropfeinrichtung die erforderliche Einstellung des Systems für jeden Temperatur- und Feuchtebereich ermittelt werden.

Das Nomogramm ist so angelegt, daß die Einstellung des Ultraschallverneblers in Tropfen/min direkt abgelesen werden kann, wenn das Beatmungszeitvolumen, die Gastemperatur und deren relative Feuchte bekannt sind. Voraussetzung ist, daß die Temperatur des Inspirationsgases bis zum Patienten hin konstant auf 32° C gehalten wird (Abb. 24).

Aus den Ergebnissen dieser Untersuchungsreihe ist zu entnehmen, daß eine an den Verlusten orientierte Zufuhr von Wasser und Calorien zur Inspirationsluft geeignet ist, eine ausgeglichene respiratorische Flüssigkeits- und Wärmebilanz zu gewährleisten, daß aber andererseits eine überschießende Wasser- und Calorienzufuhr offenbar einen thermoregulatorischen Kompensationsmechanismus im Bereich der oberen Luftwege in Gang setzt, der die Konstanterhaltung des Wasser- und Wärmehaushaltes insgesamt zum Ziel hat.

Die unkontrollierte Anfeuchtung und Vorwärmung der Inspirationsluft (nicht kalibrierbare Einstellung der Befeuchter und Vorwärmgeräte, fixierte Einstellung auf 37° C und 100% relative Feuchte) [31, 33, 46, 47, 73, 80, 92, 131, 132, 138, 144, 173, 196, 199, 207, 237] ist im Kindesalter nicht zu verantworten, da sie willkürliche Anforderungen an den an sich schon labilen Wasser- und Wärmehaushalt des Kindes stellt.

IV. Schlußfolgerungen

Bei der künstlichen Beatmung des Säuglings und Kleinkindes tritt ein durchschnittlicher spezifischer respiratorischer Wasserverlust von 0,0286 g/l Atemzeitvolumen und ein durchschnittlicher spezifischer respiratorischer Calorienverlust von 19,63 cal/l Atemzeitvolumen auf. Unter Berücksichtigung der gemessenen Temperaturen des Exspirationsgases kommt damit eine Wasserdampfsättigung von ca. 87 % zustande. Das Gas, das während einer kontrollierten Beatmung über einen Endotrachealtubus den Patienten verläßt, hat folglich weder Körpertemperatur noch ist es zu 100 % mit Wasserdampf gesättigt. Die Zufuhr eines Inspirationsgases mit der Temperatur 37° C und 100 %iger Wasserdampfsättigung, d. h. einem spezifischen Wassergehalt von 0,0440 g/l, stellt daher einen Überschuß von 25–30 % dar.

Die Erhöhung des Beatmungszeitvolumens über den physiologischen Bereich hinaus verursacht zwar einen signifikanten Anstieg des spezifischen respiratorischen Wasser- und Wärmeverlustes. Dieser ist jedoch mit 1,5 % der gesamten perspiratio insensibilis so geringfügig, daß er für praktische Belange vernachlässigt werden kann. Somit kann in einem Bereich zwischen 1 und 6 l Beatmungsvolumen/min ein nahezu linearer Zuwachs des respiratorischen Wasser- und Calorienverlustes mit dem Volumen auch dann angenommen werden, wenn das Beatmungszeitvolumen unverhältnismäßig hoch ist. Die Zufuhr von Feuchte und Wärme mit der Inspirationsluft bei hohem Beatmungszeitvolumen kann sich entsprechend an dieser Linearität ausrichten.

Die Erhöhung des Frischgasstromes in einem Nichtrückatemsystem ruft während der Anaesthesie lediglich einen geringfügigen Anstieg des respiratorischen Wärmeverlustes hervor, während der Wasserverlust praktisch konstant bleibt. Auch die synchrone Steigerung des Beatmungszeitvolumens und des Frischgasstromes bewirkt keine zusätzlichen Veränderungen der respiratorischen Wasser- und Calorienbilanz. Änderungen des Frischgasstromes während der Anaesthesie können daher ohne nachteilige Folgen für den respiratorischen Wasser- und Wärmehaushalt vorgenommen werden.

Durch die Einschaltung eines Wärme-Feuchte-Austauschers in ein Beatmungssystem können die respiratorischen Wasser- und Calorienverluste um etwa 40 % reduziert werden. Damit hat der Wärme-Feuchte-Austauscher für die Beatmung während der Anaesthesie nur eine eingeschränkte Bedeutung. Während der Langzeitbeatmung mit Raumluft erhöht sich die Gesamteffektivitätsrate des Wärme-Feuchte-Austauschers auf etwa 75% des tatsächlichen Bedarfs eines Kleinkindes und erreicht dann die Qualitäten eines Befeuchters, der bei einer Temperatur des Beatmungsgases von 25° C bei 100% relativer Feuchte arbeitet.

Bei kontrollierter Anfeuchtung und Vorwärmung des Einatemgases mit Hilfe eines Ultraschallverneblers mit Atemgasheizvorrichtung steigen Wasser- und Wärmeverluste mit der Atmung an, wenn mehr Flüssigkeit und Calorien zugeführt werden, als effektiv verlorengehen. Durch die Übertragung von Feuchte und Wärme der Exspirationsluft auf die Inspirationsluft fungiert der obere Respirationstrakt einerseits, auch bei künstlicher Beatmung, als permanenter Wärme- und Feuchteaustauscher zur Erzielung möglichst adaequater Eigenschaften der Inspirationsluft. Überschreiten die Qualitäten der Inspirationsluft andererseits eine bestimmte Grenze, so werden offenbar die Abkühlung der Exspirationsluft und die Kondensation von Wasserdampf zurückgedrängt. Als Folge davon werden im Sinne einer thermoregulatorischen Kompensation größere Mengen an Wasser und Calorien mit der Atmung ausgeschieden.

Daraus ist die Folgerung abzuleiten, daß sich die Zufuhr an Wasser und Calorien mit der Inspirationsluft exakt an den tatsächlich auftretenden Verlusten orientieren muß, da die Kompensationsfähigkeit des kindlichen Organismus für Wasser- und Wärmeüberladung nur begrenzt ist. Nach den vorgelegten Untersuchungen zu urteilen, sollte die **gemessene eliminierte** Wasser- und Calorienmenge ersetzt werden, um eine annähernd ausgeglichene respiratorische Flüssigkeits- und Wärmebilanz zu erzielen. Das bedeutet praktisch, daß die Applikation eines Inspirationsgases mit der Temperatur 32–33° C und einer relativen Feuchte von 85% mit Beginn einer Langzeitbeatmung die auftretenden Verluste voll kompensieren und damit auch die andernfalls auftretenden pathomorphologischen Veränderungen des oberen Respirationstraktes verhindern kann.

Die Gewähr für eine exakt dosierbare Anfeuchtung und Vorwärmung der Inspirationsluft beim Kind bietet u. E. ausschließlich ein Ultraschallvernebler (Mikrotropfsystem) mit steuerbarer Atemgasheizvorrichtung.

Legt man die für verschiedene Beatmungszeitvolumina ermittelten Wasserverluste zugrunde, so kann ein Nomogramm konstruiert werden, das für jedes Beatmungszeitvolumen zwischen 1 und 6 l/min eine exakte Wasserzufuhr mit Hilfe des Ultraschallverneblers erlaubt, wenn das Inspirationsgas den Patienten mit einer Temperatur von 32° C erreicht, also keine Rekondensation von Wasserdampf im Zuleitungssystem erfolgt. In dem Nomogramm sind unterschiedliche Raumtemperaturen und verschieden hohe Sättigungsgrade der Raumluft (= Inspirationsluft bei der Langzeitbeatmung) berücksichtigt.

Die zur Verfügung stehenden technischen Möglichkeiten sollten darüber hinaus die Konstruktion von Geräten erlauben, die über Wärme- und Feuchte-Fühler in der Ausatemseite eines Beatmungsgerätes eine exakte Zufuhr an Wärme und Flüssigkeit mit der Inspirationsluft kontinuierlich und variabel gewährleisten [7, 91, 134].

V. Zusammenfassung

An 50 Säuglingen und Kleinkindern wurden respiratorischer Wasser- und Calorienverlust bei kontrollierter Beatmung über einen Endotrachealtubus mit Hilfe der Thermoelementpsychrometrie- und -calorimetrie bestimmt. Bei einem an den physiologischen Daten ausgerichteten Beatmungszeitvolumen ergab sich unter Standardbedingungen ein spezifischer respiratorischer Wasserverlust von 0,0286 g/l und ein spezifischer Wärmeverlust von 19,63 cal/l Beatmungszeitvolumen. Das Exspirationsgas war bei einer mittleren Temperatur von 31,57°C zu 86,79 % mit Wasserdampf gesättigt.

Von der theoretisch ausscheidbaren spezifischen Wasser- und Wärmemenge wurden 35 % im oberen Respirationstrakt konserviert, während 65 % effektiv ausgeschieden wurden. Die gemessenen Wasser- und Wärmeverluste mit der Atmung zeigten gute bis sehr gute Korrelationen zum Beatmungszeitvolumen, zu Alter, Gewicht, Größe und Körperoberfläche der Kinder sowie zur exspiratorischen Gastemperatur. Weiterhin war eine gute Korrelation des respiratorischen Calorienverlustes/min zur Temperaturdifferenz zwischen Inspirations- und Exspirationsgas vorhanden. Ein mäßig guter Zusammenhang ergab sich bei der Gegenüberstellung von inspiratorischer Gastemperatur, Raum- und Ösophagustemperatur.

Korrelationen zwischen den übrigen gemessenen oder berechneten Größen waren nicht zu erkennen, auch fehlten geschlechtsspezifische Unterschiede. Wurde das Beatmungszeitvolumen bei konstantem Frischgasstrom um annähernd 100 % erhöht, nahm der spezifische respiratorische Wasserverlust signifikant um 0,0010 g/l und der spezifische respiratorische Wärmeverlust statistisch auffällig um 0,66 cal/l Beatmungszeitvolumen zu.

Die Steigerung des Frischgasstromes von 6 auf 12 l/min bei physiologischem Beatmungszeitvolumen bewirkte eine auffällige Abnahme des respiratorischen Wärmeverlustes ohne Änderung des Wasserverlustes. Wurde gleichzeitig mit dem Frischgasstrom das Beatmungszeitvolumen erhöht, so resultierte daraus eine auffällige Zunahme des spezifischen respiratorischen Wasserverlustes bei konstanter Calorienbilanz.

Die in dieser Versuchsgruppe gefundenen Veränderungen waren geringfügig und besitzen daher keine klinische Bedeutung. Es kann folglich eine lineare Zunahme der respiratorischen Flüssigkeits- und Calorienverluste mit dem Beatmungszeitvolumen angenommen werden.

Die Einschaltung eines Wärme-Feuchte-Austauschers in ein Beatmungssystem bei einer Raumtemperatur von 23° C führte zu einer etwa 40 %igen

Einsparung an Wasser und Wärme. Diese Geräte besitzen daher nur einen begrenzten Wert für die Beatmung während der Anaesthesie, während sie bei Beatmung mit Raumluft durchaus mit den Eigenschaften eines Befeuchters konkurrieren können, der bei Raumtemperatur und 100% relativer Feuchte arbeitet.

Durch annähernd adaequate Anfeuchtung und Vorwärmung des Inspirationsgases mit Hilfe eines Ultraschallverneblers (32° C, 0,033 g Wasser/l Beatmungszeitvolumen) konnte eine nahezu vollständige Kompensation der gemessenen Verluste erreicht werden. Bei leicht überschießender Zufuhr kam es zur Erhöhung der spezifischen respiratorischen Wasser- und Calorienausscheidung, offenbar als Folge einer thermoregulatorischen Kompensation im Bereich der oberen Luftwege. Daraus läßt sich ableiten, daß die Anwärmung und Vorfeuchtung der Einatmungsluft an den realen Verlusten orientiert werden muß, um eine positive oder negative Wärme- und Wasserbilanz während der künstlichen Beatmung des Säuglings und Kleinkindes zu verhindern.

Abschließend wird ein Nomogramm vorgelegt, das unter Berücksichtigung der Temperatur und Feuchte der Einatmungsluft und des Beatmungszeitvolumens die direkte Ablesung der benötigten Tropfenzahl eines Ultraschallverneblers gestattet, wenn die Inspirationsluft bis zum Patienten hin auf 32° C vorgewärmt und auf dieser Temperatur konstant gehalten wird.

VI. Summary

Respiratory heat and water losses during artificial ventilation via endotracheal tubes have been determined in 50 infants and children by means of a thermoelectric psychrometer. With constant ventilatory volumes specific respiratory water losses were in the range of 0.0286 g/l and specific heat loss in the range of 19.63 cal/l minute volume.

Expired gases were 86.79 % saturated at temperatures of 31.57° C.

Assuming theoretically the overall possible respiratory heat and water losses as 100 % at 37° C and 100 % r. h., 35 % were preserved in the upper respiratory tract.

Respiratory heat and water losses revealed good to very good correlations to minute ventilation, age, body weight, height and surface of the infants as well as to the temperatures of expired gases. Furthermore, respiratory heat loss was in good correlation to temperature differences between inspired and expired gases.

Only a moderate correlation was noted between inspired gas temperatures, room temperature and eso phageal temperatures.

Specific respiratory heat and water losses increased significantly with a 100 % increase of minute ventilation at constant fresh gas flows.

With a twofold fresh gas flow specific respiratory water loss remained normal. A 100 % increase of minute ventilation *and* fresh gas flow did not cause any significant deviation from the normal range of heat and water loss.

For practical purposes respiratory heat and water losses show an almost linear correlation to minute ventilation between 1 and 6 l per minute.

A commercially available heat and moisture exchanger reduced respiratory heat and water losses by 40 % at room temperature (23° C). So these instruments are of limited value for anaesthesia ventilation, but they are comparable to a standard humidifier at room temperature and 100 % r. h.

Measured heat and water losses could be compensated almost completely by humidification of inspired air with an ultrasonic nebulizer at a temperature of 32° C (= 0.033 g water/min ventilation).

Heat and water losses increased significantly by overheating and overhumidifying the inspired air.

According to these results heating and humidifying inspired gases for artificial ventilation have to be correlated to real losses in order to avoid a positive or negative heat and water balance.

Finally a nomogram is presented which allows the direct calculation of ultrasonic nebulizer settings in relation to minute volume, temperature, and relative humidity of inspired gases, if these are heated up to 32° C in the whole tubing system up to the infants endotracheal tube.

VII. Literaturverzeichnis

1. Adams, F. H., Spears, R., Fujiware, T., Hodgman, J.: Temperature regulation in premature infants. Pediatrics **33**, 487 (1964).
2. Adamson, K.: Breathing and the thermal environment in young rabbits. J. Physiol. **149**, 144 (1959).
3. Ainley-Walker, J. C.: The heat mechanics of the waters canister. Brit. J. Anaesth. **31**, 2 (1959).
4. Andrews, A. H.: Significance of water in exhaled air. Ann. otol. **78**, 499 (1969).
5. Avery, M. E., Normand, C.: Respiratory Physiology in the Newborn infant. Anesthesiology **26**, 510 (1965).
6. Baum, M. D., Mullins, G.: Core temperature in infants undergoing cardiac catheterisation. Pediatrics **36**, 88 (1965).
7. Bendixen, H. H., Egbert, L. D., Whyte, J. H., Laver, M. B., Pontoppidan, H.: Humidification. In: Respiratory Care. 104, St. Louis: 1965.
8. Benedict, F. G., Benedict, C. G.: Perspiratio insensibilis. Ihr Wesen und ihre Ursachen. Biochem. Z. **186**, 278 (1927).
9. Root, H. F.: Insensible perspiration: its relation to human physiology and pathology. Arch. intern. Med. **38**, 1 (1926).
10. Berg, H.: Zur Frage der Wärmeregulation durch die Lungen. Z. klin. Med. **125**, 1 (1933).
11. Bigler, J. A., Mc Quiston, W. O.: Body temperatures during anaesthesia in infants and children. J. Amer. med. Ass. **146**, 551 (1951).
12. Binger, C. L. A., Christie, R. V.: An experimental study of diathermy: I. The measurement of lung temperature. J. exp. Med. **46**, 571 (1927).
13. Blackfan, K. D., Yaglou, C. P.: The premature infant, a study of the effects of atmospheric conditions on growth and development. Amer. J. Dis. Child. **46**, 1175 (1933).
14. Blair, E., Esmond, W. G., Attar, S., Cowley, R. A.: The effect of hypothermia on lung function. Ann. Surg. **160**, 814 (1964).
15. Bömer, A., Hahn, N.: Die Atemwerte der Neugeborenen, Säuglinge und Kinder bis 6 Jahren. Z. Kinderheilk. **87**, 466 (1963).
16. Brebbia, D. R., Goldman, R. F., Buskirk, E. R.: Water vapor loss from the respiratory tract during outdoor exercise in the cold. J. appl. Physiol. **11**, 219 (1957).
17. Brendel, W. K., Koppermann, E., Thauer, R.: Der respiratorische Stoffwechsel in Narkose. Pflügers. Arch. ges. Physiol. **259**, 177 (1954).
18. Bruck, E.: Water in exspired air. I. Physiology and measurement. J. Pediat. **60**, 869 (1962).
19. Paa, D.: Water in exspired air. II. Gravimetric determination. J. Pediat. **66**, 365 (1965).
20. Bruns, W. T., Loken, K. O., Siebens, A. A.: Respiratory rate, tidal volume and ventilation of newborn infants in the prone and supine position. Pediatrics **28**. 388 (1961).

21. Burch, G. E.: Influence of variations in atmospheric temperature and humidity on the rate of water and heat loss from the respiratory tract of patients with congestive heart failure, living in a subtropical climate. Amer. Heart. J. **32**, 190 (1946).
22. —: Rates of water and heat loss from respiratory tract of normal subjects in a subtropical climate. Arch. intern. Med. **76**, 308 (1945).
23. —: Study of water and heat loss from respiratory tract of man. Methods: I. A gravimetric method for the measurement of the rate of water loss. II. A quantitative method for the measurement of the rate of heat loss. Arch. intern. Med. **160**, 814 (1964).
24. —, Winsor, T.: The relation of total insensible lost of weight to water loss from the skin and lungs of human subjects in a subtropical climate. Amer. J. med. Sci. **209**, 226 (1945).
25. Burmeister, W.: Zur Anwendung der Körperoberfläche als Bezugsgröße im Kindesalter. Arch. Kinderheilk. **177**, 2 (1968).
26. Burton, J. D. K.: Effect of dry anaesthetic gases on the respiratory mucous membrane. Lancet **I**, 235 (1962).
27. Bush, G. H.: Aspects of pulmonary ventilation in the seriously ill child. Proc. roy. Soc. Med. **59**, 1307 (1966).
28. Byles, P. H.: Observations on some continuously-acting spirometers. Brit. J. Anaesth. **32**, 470 (1960).
29. Carlens, E., Widman, B., Norlander, O. P.: Respirator treatment in case of acute laryngotracheobronchitis. Acta oto-laryng. **52**, 52 (1960).
30. Carnevalli-Ricci, F., Scevola, P.: La temperatura delle vie respiratori superiori et inferiori. Arch. ital. Otol. **50**, 1 (1938).
31. Chamney, A. R.: Humidification requirements and techniques. Anaesthesia **24**, 602 (1969).
32. Chase, H. F., Kilmore, M. A., Trotta, R.: Respiratory water loss via anesthesia systems: Masc breathing. Anesthesiology **22**, 205 (1961).
33. —, Trotta, R., Kilmore, M. A.: Simple methods for humidification in nonrebreathing anaesthetic gas systems. Anesth. Analg. Curr. Res. **41**, 249 (1962).
34. —, Kilmore, M. A., Tomasello, R. M.: Time, dehydration, temperature and atropine on respiratory water loss. Anesth. Analg. Curr. Res. **42**, 696 (1963).
35. Christie, R. V., Loomis, A. L.: The pressure of aqueous vapor in the alveolar air. J. Physiol. **77**, 35 (1932).
36. Clark, R. E., Orkin, L. R., Rovenstine, E. A.: Body temperature studies in anesthetized man: Effect of enviromental temperature, humidity and anaesthesia system. J. Amer. med. Ass. **154**, 311 (1954).
37. Cliffe, P.: The measurement of temperatures. Anaesthesia **17**, 215 (1962).
38. Cole, P.: Further observations on the conditioning of respired air. J. Laryng. **67**, 669 (1953).
39. —: Some aspects of temperature, moisture and heat relationships in the upper respiratory tract. J. Laryng. **67**, 449 (1953).
40. —: Water accumulation as a hazard of rebreathing in anaesthesia. J. Amer. med. Ass. **151**, 910 (1953).
41. —: Respiratory mucosal vascular responses to air conditioning and thermoregulation. J. Laryng. **68**, 439 (1954).
42. —: Recording of respired air temperature. J. Laryng. **68**, 295 (1954).
43. Conley, J. J.: Diagnosis and treatment of encrustations in the trachea. Their relation to radical surgery of the head and neck. J. Amer. med. Ass. **154**, 829 (1954).

44. Cook, C. D., Sutherland, J. M., Segal, S., Cherry, R. B., Mead, J., Mc Ilroy, M. B., Smith, C. A.: Studies of respiratory physiology in the newborn infant. III. Measurement of the mechanics of respiration. J. clin. Invest. **36**, 440 (1957).
45. Cross, K. W., Flynn, D. M., Hill, J. R.: Oxygen consumption in normal newborn infants during moderate hypoxia in warm and cool enviroment. Pediatrics **37**, 565 (1966).
46. Cushing, I. E., Miller, W. F.: Considerations in humidification by nebulisation. Dis. Chest. **34**, 388 (1958).
47. —, Miller, W. F.: Nebulisation therapy. In: P. Safar: Respiratory therapy. 170, Philadelphia 1965.
48. Dalham, T.: Mucous flow and ciliary activity in the trachea of healthy rats and rats exposed to respiratory irritant gases. Acta physiol. scand. (Suppl. 123) **36**, 1 (1956).
49. Davis, J. A.: Respiratory problems of the newborn infant. Postgrad. med. J. **42**, 386 (1966).
50. Dery, R.: A simple method of calculating ventilatory requirements in children. Canad. Anaesth. Soc. J. **10**, 164 (1963).
51. —, Pelletier, J., Jacques, A., Clavet, M., Houde, J. J.: Humidity in Anesthesiology. Heat and moisture patterns in the respiratory tract during anaesthesia with the semiclosed system. Canad. Anaesth. Soc. J. **14**, 287 (1967).
52. Döring, B., Gädecke, R., Hille, H.: Hauttemperaturen verschiedener Hautoberflächenareale des Rumpfes bei Säuglingen. Z. Kinderheilk. **104**, 83 (1968).
53. Dokumenta Geigy: Wissenschaftliche Tabellen. 6. Aufl., 32, Basel 1960.
53a. —: Wissenschaftliche Tabellen. 6. Aufl., 61, Basel 1960.
54. Dugdale, A. E., Moeri, M.: Normal values of forced vital capacity, forced expiratory volume and peak flow rate in children. Arch. Dis. Child. **43**, 229 (1968).
55. Eichna, L. W., Berger, A. R., Rader, B.: Comparison of intracardiac and intravascular temperatures with rectal temperature. Fed. Proc. **8**, 40 (1949).
56. Engström, C. G., Herzog, P., Norlander, O. P., Swensson, S. A.: Ventilation nomogram for newborn and small children to be used with the Engström respirator. Acta anaesth. scand. **6**, 175 (1962).
57. Farman, J. V.: Heat loss in infants undergoing surgery in air conditioned theatres. Brit. J. Anaesth. **34**, 534 (1962).
58. Fearon, B.: Airway problems in children following prolonged endotracheal intubation. Ann. Otol. **75**, 75 (1966).
59. Finer, M. J.: Patterns of respiration in the newborn. Anesthesiology **13**, 114 (1952).
60. Finley, N. T.: Pulmonary surface activity and the problems of atelectasis, wetting, foaming and detergency in the lung. Anesth. Analg. Curr. Res. **42**, 35 (1963).
61. Foregger, R.: The classification and performance of respiratory valves. Anesthesiology **20**, 296 (1959).
62. Freeman, A., St. Pierre, M., Bachmann, L.: Comparison of spontaneous and controlled respiration during cyclopropane anesthesia in infants. Anesthesiology **25**, 597 (1964).
63. Fregly, M. J.: Water and electrolyte changes in rats exposed to cold. Canad. J. Physiol. Pharmacol. **46**, 873 (1968).
64. Friis-Hansen, B. J., Holiday, M., Stapleton, T., Wallace, W. H.: Total body water in children. Pediatrics **7**, 321 (1951).
65. Frumin, M. J., Lee, A. S. J., Papper, E. M.: New valve for nonrebreathing systems. Anesthesiology **20**, 383 (1959).

66. Gaensler, E. A., Maloney, jr., J. V., Björk, V. O.: Bronchospirometry: Experimental observations and theoretical considerations of resistance breathing. J. Lab. clin. Med. **39**, 935 (1952).
67. Galeotti, G.: Wassergehalt und Temperatur der ausgeatmeten Luft. Pflügers Arch. ges. Physiol. **160**, 27 (1915).
68. —: Über die Ausscheidung des Wassers bei der Atmung. Biochem. Z. **46**, 173 (1912).
69. —, Macri, N. M.: Über die perspiratio insensibilis unter normalen und pathologischen Bedingungen. Biochem. Z. **67**, 472 (1914).
70. Genauer, M. B.: Postoperative heat stroke. Anesthesiology **7**, 302 (1946).
71. Giammona, S. T., Modell, J. H.: Drowning by total immersion effect on pulmonary surfactant of distilled water, isotonic saline and sea water. Amer. J. Dis. Child. **114**, 612 (1967).
72. Glover, W. J.: Mechanical ventilation in respiratory insufficiency in infants. Proc. roy. Soc. Med. **58**, 903 (1965).
73. Gold, M. J.: A convenient and accurate nebulizer. Anesthesiology **28**, 1102 (1967).
74. Goldberg, M. J., Roe, G. F.: Temperature changes during anaesthesia and operation. Arch. Surg. **93**, 365 (1966).
75. Goodale, J. L.: An experimental study of the respiratory functions of the nose. Boston. med. surg. J. **135**, 457 (1896).
76. Graff, T. D., Benson, D. W.: Systemic and pulmonary changes with inhaled humid atmospheres. Anesthesiology **30**, 199 (1969).
77. Graham, G. R.: Circulatory and respiratory physiology of infancy and childhood. Brit. J. Anaesth. **32**, 97 (1960).
78. Graham, B. D., Wilson, J. C.: Chemical control of respiration in newborn infants. Amer. J. Dis. Child. **87**, 287 (1954).
79. Greene, J. D., Nesarajah, M. S.: Water vapour pressure of end tidal air of normals and chronic bronchitis. J. appl. Physiol. **24**, 229 (1968).
80. Haid, B.: Zur speziellen Klimatisierung der Atemluft bei Langzeitbeatmung. Z. prakt. Anästh. Wiederbeleb. **3**, 367 (1968).
81. Hall, J. E.: Physiology and Respiration in infants and young children. Proc. roy. Soc. Med. **48**, 761 (1955).
82. Halldorsen, T. S., Bushnell, L. S., Connelly, J. P.: Nasotracheal intubation as a substitute for tracheostomy. Clin. Pediat. **6**, 157 (1967).
83. Hamel, H. T., Wyndham, C. H., Hardy, J. D.: Heat production and heat loss in the dog at 8–36° C environmental temperature. Amer. J. Physiol. **194**, 99 (1958).
84. Han, Y. H., Lowe, H. J.: Humidification of inspired air. Anesthesiology **22**, 135 (1961).
85. Harper, A. M., Bain, W. H., Glass, H. J., Glover, M. M., Makey, W. A.: Temperature differences in organs and tissues with observations on total oxygen uptake in profound hypothermia. Surg. Gynec. Obstet. **112**, 519 (1961).
86. Harris, R. L., Riley, H. D.: Reactions to aerosol medication in infants and children. J. Amer. med. Ass. **201**, 953 (1967).
87. Harrison, G. G., Bull, A. B., Schmidt, H. J.: Temperature changes in children during general anaesthesia. Brit. J. Anaesth. **32**, 60 (1960).
88. Harrison, V., de Heese, H. V., Klein, M., Malan, F. M.: Prolonged nasotracheal intubation in the newborn infant. Brit. J. Anaesth. **34**, 645 (1962).
89. Heetderks, D. R.: Observations on the reaction of normal nasal mucous membranes. Amer. J. med. Sci. **174**, 231 (1927).
90. Heeley, A. M., Talbot, N. B.: Insensible water loss per day by hospitalized infants and children. Amer. J. Dis. Child. **90**, 251 (1955).

91. HEIRONIMUS, T. W.: Discussion to Rashad and Benson. Anesth. Analg. Curr. Res. **46**, 712 (1967).
92. HELMHOLTZ, H. F.: Humidification of inhaled gases. Anesthesiology **25**, 207 (1964).
93. HENNEBERG, U.: Probleme der Langzeitbeatmung beim Neugeborenen. Z. Kinderchir. **3**, 289 (1966).
94. —: Kontrolle der Ventilation in der Neugeborenen- und Säuglingsanaesthesie. In: Anaesthesiologie und Wiederbelebung, 2. Berlin-Heidelberg-New York: Springer 1968.
95. HERCUS, V.: Temperature changes during thoracotomy in children, infants and newborns. Brit. J. Anaesth. **32**, 476 (1960).
96. HERZOG, P., NORLANDER, O. P., ENGSTRÖM, C. G.: Ultrasonic generation of aerosol for the humidification of inspired gas during volume controlled ventilation. Acta anaesth. scand. **8**, 79 (1964).
97. HEY, E. N.: Effects of humidity in production and loss of heat in the newborn baby. Arch. Dis. Child. **43**, 166 (1968).
98. HILL, D. W.: Physics applied to anaesthesia. 1st Ed. London 1967, 98.
99. HILL, J. R.: The oxygen consumption of newborn and adult mammals. Its dependence on the oxygen tension in the inspired air and on the environmental temperature. J. Physiol. **149**, 346 (1959).
100. HINGORANI, B. K.: The resistance to airflow of tracheal tubes, connectors and heat and moisture exchangers. Brit. J. Anaesth. **37**, 454 (1965).
101. HOLLIDAY, M. A., SEGAR, W. E.: The maintenance need for water in parenteral fluid therapy. Pediatrics **19**, 823 (1957).
102. HOOPER, J. M. D., EVANS, I. W. J., STAPLETON, T.: Resting pulmonary water loss in the newborn infant. Pediatrics **13**, 206 (1954).
103. HOUDAS, Y.: Heat and water exchanges by the respiratory tract in man. Path. et Biol. **14**, 229 (1966).
104. —: The human respiratory system considered as a heat and humidity exchanger. Presse therm. clim. **103**, 39 (1966).
105. HSIEH, Y. C., FRAYSER, R., ROSS, J. C.: The effect of cold air inhalation on ventilation in normal subjects and in patients with chronic obstructive pulmonary disease. Amer. Rev. resp. Dis. **98**, 613 (1968).
106. INGELSTEDT, S.: Studies on the conditioning of respired air in the respiratory tract. Acta oto-laryng. **131**, 1 (1955).
107. —, IVSTAM, B.: Study in the humidifying capacity of the nose. Acta oto-laryng. **43**, 286 (1951).
108. —, TOREMALM, N. G.: Aerodynamics within the larynx and trachea. Acta oto-laryng. S. **158**, 81 (1960).
109. JOLLY, H.: Fluids and children. Brit. J. Anaesth. **33**, 161 (1961).
110. KAJIMOTO, T.: Temperature changes during general anaesthesia and surgery. Med. J. Hiroshima Univ. **13**, 9 (1965).
111. KELLY, A. B.: Nasal thermometry: A method of determining the influence of the nose on the temperature of the inspired air. J. Laryng. Rhinol. Otol. **28**, 515 (1913).
112. KOCH, H., ALLANDER, C., INGELSTEDT, S., TOREMALM, N. G.: A method for humidification of inspired air in post tracheostomy care. Ann. Otol. **67**, 991 (1958).
113. KOHLRAUSCH, F.: Praktische Phpzik. **2**, 509 Leipzig 1951.
114. —: Praktische Physik. **2**, 520 Leysiig 1951.
115. —: Praktische Physik. **1**, 243 Leipzig 1951.
116. —: Praktische Physik. **1**, 253 Leipzig 1951.
117. —: Praktische Physik. **1**, 257 Leipzig 1951.

118. —: Praktische Physik. **1**, 270 Leipzig 1951.

119. KOLLER, S.: Statistische Auswertungsmethoden. In: H. M. RAUEN: Biochemisches Taschenbuch. 2. Aufl./II, 959. Berlin-Göttingen-Heidelberg: Springer 1964.

120. KRIEGER, J.: Studies on mechanics of respiration in infancy. Amer. J. Dis. Child. **105**, 439 (1963).

121. DE LALLA, V. JR.: Causes of skin cooling in pressure breathing, deep inspiration. Amer. J. Physiol. **152**, 122 (1948).

122. LAW, J. L.: Insensible loss of weight in infancy. Amer. J. Dis. Child. **55**, 966 (1938).

123. LEVINE, S. Z., KELLY, M., WILSON, J. R.: The insensible perspiration in infants and children. II. Proposed basal standards for infants. Amer. J. Dis. Child. **39**, 917 (1930).

124. —, MARPLES, E.: The insensible perspiration in infancy and in childhood. III. Basal metabolism and basal insensible perspiration of the neonatal infant. Amer. J. Dis. Child. **40**, 269 (1930).

125. —, WILSON, J. R.: Respiratory metabolism in infancy and childhood. IV. Elimination of water through skin and respiratory passages of children. Amer. J. Dis. Child. **33**, 204 (1927).

126. — —: The insensible perspiration in infancy and in childhood. I. Its constancy in infants under standard conditions and the effect of various physiological factors. Amer. J. Dis. Child. **37**, 791 (1929).

127. LILJESTRAND, G., SAHLSTEDT, A. V.: Temperatur und Feuchtigkeit der ausgeatmeten Luft. Skand. Arch. Physiol. **46**, 94 (1924).

128. LITTLE, J. A., BRODDSKY, W. A., GREATHOUSE, R.: The insensible weight loss of newborns and older infants. Amer. J. Dis. Child. **90**, 630 (1955).

129. LOEHNING, R., SAFAR, P., DAVIS, G.: Rebreathing with nonrebreathing valves. Anesthesiology **25**, 854 (1964).

130. LOEWY, A., GERHARTZ, H.: Über die Temperatur der Exspirationsluft und der Lungenluft. Pflügers Arch. ges. Physiol. **155**, 231 (1914).

131. LOMHOLT, N.: Humidification of inspired air. Lancet **I**, 629 (1969).

132. —, COOKE, R., LUNDING, M.: A method of humidification in ventilator treatment of neonates. Brit. J. Anaesth. **40**, 335 (1968).

133. LUNN, J. N.: Measurement of infant ventilation during general anaesthesia. Anaesthesia **23**, 165 (1968).

134. MACCUTCHAN, J. W., TAYLOR, C. L.: Respiratory heat exchange with varying temperature and humidity of inspired air. J. appl. Physiol. **4**, 121 (1951).

135. MACINTOSH, R., MUSHIN, W. W., EPPSTEIN, H. G.: Physik für Anaesthesisten. 1. Aufl. 47, Heidelberg 1961.

136. MAPLESON, W. W., MORGAN, J. G., HILLARD, E. K.: Assesment of condenser humidifiers with special references to a multiple gauze model. Brit. med. J. **II**, 300 (1963).

137. MARKHAM, W. G., BLACKWOOD, M. J. A., CONN, A. W.: Prolonged nasotracheal intubation in infants and children. Canad. Anesth. Soc. J. **14**, 11 (1967).

138. MARSHALL, J., SPALDING, J. M. K.: Humidification in positive pressure respiration for bulbospinal paralysis. Lancet **II**, 1022 (1953).

139. MATHER, G. W., NAHAS, G. G., HEMINGWAY, A.: Temperature changes of pulmonary blood during exposure to cold. Amer. J. Physiol. **173**, 390 (1953).

140. MCDONALD, J. H., STOCKS, J. G.: Prolonged nasotracheal intubation a review of its development in paediatric hospitals. Brit. J. Anaesth. **37**, 161 (1965).

141. MERCER, T. T., GODDARD, R. F., FLORES, R. L.: Output characteristics of three ultrasonic nebulizers. Ann. Allergy. **26**, 18 (1968).

142. Mestyan, G. Y.: Oxygen consumption and body temperature of newborn rabbits during recovery from hypothermia developed under various experimental conditions. Act. paediat. Acad. Sci. hung. VIII, 295 (1967).
143. Miller, H. C., Behrle, F. C., Hagar, D. L., Demison, T. R.: The effect of high humidity on body temperature and oxygenconsumption of newborn premature infants. Pediatrics **27**, 740 (1961).
144. Mills, A., Soutar, M.: General anaesthesia and the temperature of inhaled gases. Brit. med. J. **II**, 646 (1945).
145. Modell, J. H., Giammona, S. T., Davis, J. H.: Effect of chronic exposure to ultrasonic aerosols. Anesthesiology **28**, 680 (1967).
146. —, Moya, F., Ruiz, B. C., Showers, A. V., Newby, E. J.: Blood gas and electrolyte determination during exposure to ultrasonic nebulized aerosols. Brit. J. Anaesth. **40**, 20 (1968).
147. — —, Williams, H. D., Weibley, T. C.: Changes in blood gases and A–aDO_2 during near drowning. Anesthesiology **29**, 456 (1968).
148. Moe, R.: The effect of the respiratory functions of the nose on the lumen dilatating nasal operations. Acta oto-laryng. S. **45**, 67 (1941).
149. Moritz, A. R., Weisiger, J. R.: Effects of cold air on the air passages and lungs. Arch. intern. Med. **75**, 233 (1945).
150. Negus, V. E.: The air conditioning mechanism of the nose. Brit. med. J. **I**, 367 (1956).
151. Nelson, N. M., Prod'hom, L. S., Cherry, R. B., Lipsitz, P. J., Smith, C. A.: Pulmonary function in newborn infants. I. Methods: Ventilation and gaseous metabolism. Pediatrics **30**, 963 (1962).
152. Neumayer, M.: Einfache Methoden zur Anfeuchtung der Atemluft tracheotomierter Patienten. Anaesth. Praxis **3**, 75 (1968).
153. Nikki, P., Tammisto, T.: Halothane induced heat loss and shivering in rats. Act. anaesth. scand. **12**, 125 (1968).
154. Nisbet, H. I. A., Wilson, F.: The treatment of acute respiratory infection in infants. Brit. J. Anaesth. **30**, 419 (1958).
155. Norlander, O. P., Björk, V. O., Crafoord, C., Friberg, O., Holmdahl, M., Swensson, A., Widman, B.: Controlled ventilation in medical practice. Anaesthesia **16**, 285 (1961).
156. O'Brian, D., Hansen, I. D. L., Smith, C. A.: Effect of supersaturated moisture on insensible water loss in the newborn infant. Pediatrics **13**, 126 (1954).
157. Okmian, L.: Artificial ventilation by respirator for newborn infants during anaesthesia. Acta anaesth. scand. **7**, 31 (1963).
158. —: Artificial ventilation by respirator for newborn and small infants during anaesthesia II. Acta anaesth. scand. **10**, 169 (1966).
159. —, Wallgren, G., Wählin, A.: Artificial ventilation by respirator for newborn and small infants during anaesthesia IV. Acta anaesth. scand. **10**, 203 (1966).
160. Oliver, P., Richardson, J. R., Clubb, R. W., Wählin, A.: Tracheostomy in children. New Engl. J. Med. **267**, 631 (1962).
161. Oliver, T. K. jr., Karlberg, P.: Gaseous metabolism in the newly born human fetus: The effects of enviromental temperature and 15% Oxygen in the inspired air. Amer. J. Dis. Child. **105**, 429 (1963).
162. Oliver, T. K., Shaw, R. S., Whealer, W. E.: Pulmonary ventilation in infants under one year of age. Amer. J. Dis. Child. **97**, 774 (1959).
163. Otis, A. B., Fenn, W. O., Rahn, H.: Mechanics of breathing in man. J. appl. Physiol. **2**, 592 (1950).
164. Perschewitzky, R.: Die Temperatur- und Feuchtigkeitsverhältnisse der Atemluft in den Luftwegen. Arch. Ohr.-, Nas.- u. Kehlk.-Heilk. **117**, 1 (1928).

165. Proctor, D. F.: Physiology of the air passage. In: P. Safar: Respiratory therapy. 18, Philadelphia 1965.
166. Proetz, A. W.: Air currents in the upper respiratory tract and their clinical importance. Ann. Otol. R. **60**, 439 (1951).
167. Rackow, H.: Pulmonary function in the normal infant. Anesthesiology **25**, 593 (1964).
168. Radford, E. P. jr.: Ventilation standards for use in artificial respiration. J. appl. Physiol. **7**, 451 (1955).
169. Radford, E. P., Ferris, B. G., Kriete, B. C.: Clinical use of a nomogram to estimate proper ventilation during artificial respiration. New Engl. J. Med. **251**, 877 (1954).
170. Rapoport, S.: The role of overventilation in diseases of infancy. Ann. Ped. **176**, 137 (1951).
171. Rashad, K. F., Benson, D. W.: Role of humidity in prevention of hypothermia in infants and children. Anesth. Analg. Curr. Res. **46**, 712 (1967).
172. Rashad, K., Wilson, K., Hurt, K. K., Graff, T. D., Benson, D. W.: Effect of humidification of anaesthetic gases on static compliance. Anesth. Analg. Curr. Res. **46**, 127 (1967).
173. Ravenel, S. F., Greensboro, N. C.: New technic of humidification in pediatrics. J. Amer. med. Ass. **151**, 707 (1953).
174. Rees, G. J., Stead, A. L., Bush, G. H., Jones, R. S.: Intensive therapy in paediatrics. Brit. med. J. **II**, 1611 (1966).
175. Regan, M. J., Eger, E. I.: Ventilatory responses to hypercapnia and hypoxia at normothermia and moderate hypothermia during constant depth Halothane anesthesia. Anesthesiology **27**, 624 (1966).
176. —, Eger, E. I.: Effect of hypothermia in dogs on anesthetizing and apnoeic doses of inhalation agents. Anesthesiology **28**, 689 (1967).
177. Reynolds, R.: Mechanics of respiration in apnoeic anaesthetized infants. Anesthesiology **27**, 13 (1966).
178. Riegel, K.: Die arteriellen Blutgaswerte im ersten Lebensjahr. Klin. Wschr. **41**, 249 (1963).
179. Roberts, H., Please, N.: The respiratory minute volume in the newborn infant. J. Obstet. Gynaec. **65**, 33 (1958).
180. Roe, F., Santulli, T. V., Blair, C. S.: Heat loss in infants during general anesthesia and operation. J. pediat. Surg. **1** 266 (1966).
181. Rubner, M.: Notiz über die Wasserdampfausscheidung durch die Lunge. Biochem. Z. **41**, 151 (1912).
182. Rügheimer, E.: Die maschinelle Beatmung bei Neugeborenen und Kleinkindern. Thoraxchirurgie **9**, 160 (1961).
182a. —: Die Inhalationstherapie. In: R. Frey, M. Halmágyi, K. Lang und G. Thews: Hypoxie. Anaesthesie und Wiederbelebung **30**, 136, Berlin-Heidelberg-New York: Springer 1969.
183. Safar, P., Kunkel, H. G.: Respiratory Therapy. In: P. Safar: Respiratory Therapy, 120. Philadelphia 1965.
184. Saklad, M., Wickliff, D., Eubanks, D.: A bailing device for the automatic removal of condensate from breathing tubes. Anesthesiology **28**, 951 (1967).
185. Sato, T.: Studies on respiratory humidity I: A phototube dewpoint hygrometer for measuring humidity of respired gases. Acta Med. Okayama **15**, 1 (1961).
186. —: Studies on respiratory humidity II: Humidity in anaesthesia circuits and water loss via anaesthesia systems. Acta Med. Okayama **15**, 335 (1961).

187. SCHWEDER, N.: Die Bedeutung der Temperaturregulation beim Säugling und Neugeborenen während des operativen Eingriffs und in der postoperativen Phase. Chir. Praxis **9**, 351 (1965).

188. SEARLES, P. W., LENAHAN, S.: Changes in skin and rectal temperatures during surgical anaesthesia. N. Y. med. J. **52**, 1896 (1952).

189. SEELEY, F. E.: Study of changes in temperature and water vapor content of respired air in nasal cavity. Heating, Piping, Air conditioning **12**, 377 (1940).

190. SIEBECK, R., BORKOWSKY, J.: Über die Wasserausscheidung durch die Lunge und ihre Beziehung zum Wasserhaushalt des Körpers. Dtsch. Arch. klin. Med. **131**, 55 (1929).

191. SILVERMAN, W. A.: The effect of atmosphaeric environment on the premature infant. J. Pediat. **58**, 581 (1961).

192. —, FERTIG, J. W., BERGER, A. P.: The influence of the thermal environment upon the survival of newly born premature infants. Pediatrics **22**, 876 (1958).

193. —, SINCLAIR, J. C.: Temperature regulation in the newborn infant. New Engl. J. Med. **274**, 92 (1966).

193a. — —: Temperature regulation in the newborn infant. New Engl. J. Med. **274**, 146 (1966).

194. SLADEN, A.: Pulmonary complications and water retention in prolonged mechanical ventilation. New Engl. J. Med. **279**, 448 (1968).

195. SMITH, R. M.: The prevention of tracheitis in children following endotracheal anesthesia. Anesth. Analg. Curr. Res. **32**, 102 (1953).

196. —: Inhalational therapy in pediatrics. Anesthesiology **23**, 548 (1962).

197. SMITH, N. T.: Subcutaneous, muscle and body temperature in anaesthetized men. J. appl. Physiol. **17**, 306 (1962).

198. SODERSTROM, G. F., DU BOIS, E. F.: Clinical calorimetry: The water elimination through skin and respiratory passages in health and disease. Arch. intern. Med. **19**, 931 (1917).

199. SPALDING, J. M. K.: Humidifier for patients breathing spontaneously. Lancet **I**, 1140 (1956).

200. STAHLMANN, T. M.: Pulmonary ventilation and diffusion in the human newborn infant. J. clin. Surg. **36**, 1081 (1957).

201. STEPHEN, C. R.: Postoperative temperature changes. Anesthesiology **22**, 795 (1961).

202. —, DENT, S. J., HALL, K. D., KNOX, P. R., NORTH, W. C.: Body temperature regulation during anaesthesia in infants and children. J. Amer. med. Ass. **174**, 1579 (1960).

203. STEVENS, H. R., ALBRECHT, N. B.: Assessment of ultrasonic nebulization. Anesthesiology **27**, 648 (1966).

204. STRIKER, T. W., STOOL, S., DOWNES, J.: Prolonged nasotracheal intubation in infants and children. Arch. Otolaryng. **85**, 210 (1967).

205. SWYER, P. R., REIMANN, R. C., WRIGHT, J. J.: Ventilation and ventilatory mechanics in the newborn. J. Pediat. **56**, 612 (1960).

206. SYKES, M. K.: Intermittenz positive pressure respiration. Anaesthesia **15**, 401 (1960).

207. —: Accessories for humidifiers. Anaesthesia **22**, 668 (1967).

208. TALBOT, N. B., SOBEL, E. H., MCARTHUR, J. W., CRAWFORD, J. D.: The functional Endocrinology from birth through adolescens. Cambridge, Mass. 594, 1952.

208a. TAUB, S. J.: Effects of rapid change in humidity on pulmonary function studies in a controlled environment. Eye, Ear, Nose, Thr. Monthly **48**, 310 (1969).

209. Thauer, R., Zoelnner, G., Kaufmann, W.: Der Insensible Gewichtsverlust als Funktion der Umweltbedingungen. Der Anteil von Atmung und Haut an der Gesamtperspiratio. Pflügers Arch. ges. Physiol. **260**, 1 (1954).
210. Thiele, P., Albers, C.: Die Wasserdampfabgabe durch die Atemwege und der Wirkungsgrad des Wärmehechelns beim wachen Hund. Pflügers Arch. ges. Physiol. **278**, 316 (1963).
211. — —: Bestimmung der Wasserdampfabgabe durch die Atemwege und des Sauerstoffverbrauchs beim wachen hechelnden Hund. Pflügers Arch. ges. Physiol. **278**, 325 (1964).
212. Thomas, D. V., Fletcher, G., Sunshine, P., Schafer, J. A., Klaus, M. H.: Prolonged respirator use in pulmonary insufficiency of the newborn. J. Amer. med. Ass. **193**, 183 (1965).
213. Thompson, G. E., Jenkins, D.: Nonshivering thermogenesis in the newborn lamb. Canad. J. Physiol. Pharmac. **47**, 249 (1969).
214. —, Moore, R. E.: A study of newborn rats exposed to cold. Canad. J. Physiol. Pharmac. **46**, 865 (1968).
215. Toremalm, N. G.: Postoperative care and complications after tracheotomy in infants and children. A clinical and experimental study. Acta anaesth. scand. **4**, 105 (1960).
216. —: A heat and moisture exchanger for post tracheostomy care. Acta oto-laryng. (Stockh.) **52**, 105 (1960).
217. —: Air flow patterns and ciliary activity in the trachea after tracheotomy. Acta oto-laryng. (Stockh.) **53**, 442 (1961).
218. Tovell, R. M., D'Ambruoso, D. C.: Humidity in inhalation therapy. Anesthesiology **23**, 452 (1962).
219. Urbanowicz, N. N., Bond, F. O., Pelton, D. A., Conn, A. W.: A new concept of humidification. Canad. Anaesth. Soc. J. **13**, 172 (1966).
220. Verzar, F., Keith, J., Parchet, V.: Temperatur und Feuchtigkeit der Luft der Atemwege. Pflügers Arch. ges. Physiol. **257**, 400 (1953).
221. Walker, J. E. C., Wells, R. E. jr.: Thermometry of respired air. J. appl. Physiol. **15**, 541 (1960).
222. — —, Merill, E. W.: Heat and water exchanges in the respiratory tract. Amer. J. Med. **30**, 259 (1961).
223. Wally, R. V.: Humidifier for use with tracheostomy and positive pressure respiration. Lancet **I**, 781 (1956).
224. Waters, D. W., Mapleson, W. W.: Mechanics of heat loss during hypothermia induced by surface cooling. Anaesthesia **16**, 135 (1961).
225. Watts, J. M.: Tracheostomy in modern practice. Brit. J. Surg. **50**, 954 (1963).
226. Wawersik, J.: Aktuelle Narkoseprobleme bei Säuglingen und Kleinkindern. Anaesthesist **13**, 228 (1964).
227. —: Ventilation und Atemmechanik bei Säuglingen und Kleinkindern unter Narkosebedingungen. Anaesthesie und Wiederbelebung **24**, 63. Berlin-Heidelberg-New York: Springer 1967.
228. Webb, P.: Air temperatures in respiratory tract of resting subjects in cold. J. appl. Physiol. **4**, 378 (1952).
229. —: The measurement of respired air temperature. Rev. Sci. Instr. **23**, 232 (1952).
230. —, Garlington, L. N., Schwartz, M. J.: Insensible weight loss at high skin temperatures. J. appl. Physiol. **11**, 41 (1957).
231. —, Neugebauer, M. K.: Recording dielectric hygrometer for exspired air. Rev. Sci. Instr. **25**, 1212 (1954).

232. Webster, A. P.: Caloric requirements of man in cold climates. J. appl. Physiol. **5**, 134 (1953).
233. Wells, R. E., jr., Walker, J. E., Hicker, R. B.: Effects of cold air on respiratory airflow resistance in patients with respiratory tract disease. New Engl. J. Med. **263**, 268 (1960).
234. Wilkes, F. C. D.: Evaluation of a respirometer for children. Brit. J. Anaesth. **40**, 61 (1968).
235. Wilson, L. A., Harrison, G. A.: Pulmonary ventilation in children during halothane anaesthesia. Anesthesiology **25**, 613 (1964).
236. Wright, B. M.: A technical note on the respiratory anemometer. Suppl. by the B.O.C.
237. Wynands, J. E.: A simple method of humidifying gases. Canad. Anaesth. Soc. J. **13**, 403 (1966).
238. Yamamoto, T., Morio, M., Kemura, A., Kajimoto, T.: The radiant heat and heat production of the body before and after induction of anaesthesia. Hiroshima J. Anaesth. **2**, 111 (1966).
239. Yannoulis, G.: Remarques sur la temperature des different points du corps humain, y compris l'arbre respiratoire et l'oesophage. Ann. Otol. **82**, 221 (1965).
240. Yorinori, H., Ogata, T., Sato, T.: Zur Frage der Wärmestauung bei der Narkose mit Inhalation. Anaesthesist **7**, 71 (1958).
241. Zikria, B. A., Ferrer, J. M., Malm, J. R.: Pulmonary hypothermia in dogs. J. appl. Physiol. **24**, 707 (1968).

Anaesthesiology and Resuscitation · Anaesthesiologie und Wiederbelebung
Anesthésiologie et Réanimation

Erschienene Bände:

1 Resuscitation Controversial Aspects. Chairman and Editor: Peter Safar

2 Hypnosis in Anaesthesiology. Chairman and Editor: Jean Lassner

3 Schock und Plasmaexpander. Herausgegeben von K. Horatz und R. Frey. Vergriffen.

4 Die intravenöse Kurznarkose mit dem neuen Phenoxyessigsäurederivat Propanidid (Epontol©). Herausgegeben von K. Horatz, R. Frey und M. Zindler

5 Infusionsprobleme in der Chirurgie. Unter dem Vorsitz von M. Allgöwer. Leiter und Herausgeber: U. F. Gruber

6 Parenterale Ernährung. Herausgegeben von K. Lang, R. Frey und M. Halmágyi

7 Grundlagen und Ergebnisse der Venendruckmessung zur Prüfung des zirkulierenden Blutvolumens. Von V. Feurstein

8 Third World Congress of Anaesthesiology

9 Die Neuroleptanalgesie. Herausgegeben von W. F. Henschel

10 Auswirkungen der Atemtechnik auf den Kreislauf. Von R. Schorer

11 Der Elektrolytstoffwechsel von Hirngewebe und seine Beeinflussung durch Narkotica. Von W. Klaus

12 Sauerstoffversorgung und Säure-Basenhaushalt in tiefer Hypothermie. Von P. Lundsgaard-Hansen

13 Infusionstherapie. Herausgegeben von K. Lang, R. Frey und M. Halmágyi

14 Die Technik der Lokalanaesthesie. Von H. Nolte

15 Anaesthesie und Notfallmedizin. Herausgegeben von K. Hutschenreuter

16 Anaesthesiologische Probleme der HNO-Heilkunde und Kieferchirurgie. Herausgegeben von K. Horatz und H. Kreuscher

17 Probleme der Intensivbehandlung. Herausgegeben von K. Horatz und R. Frey

18 Fortschritte der Neuroleptanalgesie. Herausgegeben von M. Gemperle

19 Örtliche Betäubung: Plexus brachialis. Von Sir Robert R. Macintosh und W. W. Mushin

20 Anaesthesie in der Gefäß- und Herzchirurgie. Herausgegeben von O. H. Just und M. Zindler

21 Die Hirndurchblutung unter Neuroleptanaesthesie. Von H. Kreuscher

22 Ateminsuffizienz. Von H. L'Allemand

23 Die Geschichte der chirurgischen Anaesthesie. Von Thomas E. Keys

24 Ventilation und Atemmechanik bei Säuglingen und Kleinkindern unter Narkosebedingungen. Von J. Wawersik

25 Morphinartige Analgetica und ihre Antagonisten. Von Francis F. Foldes, Mark Swerdlow, and Ephraim S. Siker

26 Örtliche Betäubung: Kopf und Hals. Von Sir Robert R. Macintosh und M. Ostlere

27 Langzeitbeatmung. Von Ch. Lehmann

28 Die Wiederbelebung der Atmung. Von H. Nolte

29 Kontrolle der Ventilation in der Neugeborenen- und Säuglingsanaesthesie. Von U. Henneberg

30 Hypoxie. Herausgegeben von R. Frey, K. Lang, M. Halmágyi und G. Thews

31 Kohlenhydrate in der dringlichen Infusionstherapie. Herausgegeben von K. Lang, R. Frey und M. Halmágyi

32 Örtliche Betäubung: Abdominal-Chirurgie. Von Sir Robert R. Macintosh und R. Bryce-Smith

33 Planung, Organisation und Einrichtung von Intensivbehandlungseinheiten am Krankenhaus. Herausgegeben von H. W. Opderbecke

34 Venendruckmessung. Herausgegeben von M. Allgöwer, R. Frey und M. Halmágyi

35 Die Störungen des Säure-Basen-Haushaltes. Herausgegeben von V. Feurstein

36 Anaesthesie und Nierenfunktion. Herausgegeben von V. Feurstein

37 Anaesthesiologie und Kohlenhydratstoffwechsel. Herausgegeben von V. Feurstein

38 Respiratorbeatmung und Oberflächenspannung in der Lunge. Von H. Benzer

39 Die nasotracheale Intubation. Von M. Körner

40 Ketamine. Herausgegeben von H. Kreuscher

41 Über das Verhalten von Ventilation, Gasaustausch und Kreislauf bei Patienten mit normalem und gestörtem Gasaustausch unter künstlicher Totraumvergrößerung. Von O. Giebel

42 Der Narkoseapparat. Von P. Schreiber

43 Die Klinik des Wundstarrkrampfes im Lichte neuzeitlicher Behandlungsmethoden. Von K. Eyrich

44 Der primäre Volumenersatz mit Ringerlactat. Von A. O. Tetzlaff. Vergriffen.

45 Vergiftungen: Erkennung, Verhütung und Behandlung. Herausgegeben von R. Frey, M. Halmágyi K. Lang und P. Oettel

46 Veränderungen des Wasser- und Elektrolythaushaltes durch Osmotherapeutika. Von M. Halmágyi

47 Anaesthesie in extremen Altersklassen. Herausgegeben von K. Hutschenreuter, K. Bihler und P. Fritsche

48 Intensivtherapie bei Kreislaufversagen. Herausgegeben von S. Effert und K. Wiemers

49 Intensivtherapie beim akuten Nierenversagen. Herausgegeben von E. Buchborn und O. Heidenreich

50 Intensivtherapie beim septischen Schock. Herausgegeben von F. W. Ahnefeld und M. Halmágyi

51 Prämedikationseffekte auf Bronchialwiderstand und Atmung. Von L. Stöcker

52 Die Bedeutung der adrenergen Blockade für den haemorrhagischen Schock. Von G. Zierott

53 Nomogramme zum Säure-Basen-Status des Blutes und zum Atemgastransport. Herausgegeben von G. Thews

54 Der Vena Cava-Katheter. Von C. Burri und D. Gasser

55 Intensivbehandlung und ihre Grenzen. Herausgegeben von K. Hutschenreuter und K. Wiemers

56 Anaesthesie bei Eingriffen an endokrinen Organen und bei Herzrhythmusstörungen. Herausgegeben von K. Hutschenreuter und M. Zindler

57 Das Ultrakurznarkoticum Methohexital. Herausgegeben von Ch. Lehmann

58 Stoffwechsel. Pathophysiologische Grundlagen der Intensivtherapie. Herausgegeben von K. Lang, R. Frey und M. Halmágyi.

59 Anaesthesia Equipment. By P. Schreiber

60 Homoiostase. Wiederherstellung und Aufrechterhaltung. Herausgegeben von F. W. Ahnefeld und M. Halmágyi

61 Essays on Future Trends in Anaesthesia. By A. Boba

62 Respiratorischer Flüssigkeits-Wärmeverlust des Säuglings und Kleinkindes bei künstlicher Beatmung. Von W. Dick

63 Kreislaufwirkungen von nicht depolarisierenden Muskelrelaxantien. Von H. Schaer

In Vorbereitung:

64 Sauerstoffüberdruckbehandlung. Probleme und Anwendung. Herausgegeben von I. Podlesch

65 Der Wasser- und Elektrolythaushalt des Kranken. Von H. Baur und K. Lang

66 Überlebens- und Wiederbelebungszeit des Herzens. Von P. G. Spieckermann

67 Energiebedarf und Sauerstoffversorgung des Herzens in Narkosen. Von D. Kettler

68 Anaesthesie mit Gamma-Hydroxibuttersäure. Herausgegeben von W. Bushart und P. Rittmeyer